Heidelore Kluge
Sie können schön sein

Heidelore Kluge

Sie können schön sein

Schönheitsrezepte von Kleopatra bis Joan Collins

Ariston Verlag · Genf

Andere Werke aus unserem Verlagsprogramm
finden Sie am Schluß des Buches verzeichnet.

CIP-Kurztitelaufnahme der Deutschen Bibliothek

> KLUGE, HEIDELORE:
> Sie können schön sein: Schönheitsrezepte von Kleopatra bis Joan Collins /
> Heidelore Kluge. –
> Erstaufl. – Genf: Ariston Verlag, 1986.
> ISBN 3-7205-1345-9

Gestaltung des Schutzumschlages:
H. + C. Waldvogel · Grafik Design
Copyright © Ariston Verlag, Genf 1986

Alle Rechte, insbesondere des – auch auszugsweisen – Nachdrucks, der phono- und fotomechanischen Reproduktion, Fotokopie, Mikroverfilmung sowie der Übersetzung und auch jeglicher anderen Aufzeichnung und Wiedergabe durch bestehende und künftige Medien, vorbehalten.

Satz: Utesch Satztechnik GmbH, Hamburg
Druck und Bindung: Wiener Verlag, Himberg bei Wien
Erstauflage März 1986
Printed in Austria 1986
ISBN 3-7205-1345-9

Inhaltsverzeichnis

Vorwort und Interview mit Joan Collins 7
1. Ein Teint wie Milch und Blut 11
2. Zeigen Sie dem Leben die Zähne. 43
3. Traumbäder für die Schönheit 47
4. Eine Haut wie Samt und Seide 65
5. Im Garten der Düfte 75
6. Wandelbare Gesichter 83
7. Zauberhafte Haarpracht. 87
8. Hände sprechen Bände. 101
9. Exotische Rezepte. 113
10. Fit und in Form. 119
11. Schönheit kann man essen 131
12. Diätkuren der Stars 137
13. Schönheit kommt von innen. 147
14. Praktische Hinweise 153

Alphabetisches Verzeichnis der Grundstoffe 157
Namenregister. 171
Literaturverzeichnis 177

Vorwort und Interview mit Joan Collins

Zu allen Zeiten nahm die Schönheitspflege einen wichtigen Platz im Leben der Frau ein, und so ist es nur allzu verständlich, daß sich die Frauen auch mit der Herstellung von Kosmetika befaßten und noch immer befassen. Sogar die Königinnen früherer Epochen ließen es sich nicht nehmen, ihre Schönheitsmittel selbst zu »komponieren« – teilweise nach streng geheimgehaltenen Rezepturen.

Neben den Mitteln, bei denen der Aberglaube eine größere Rolle spielte als die erwiesene Wirkung, und neben Mitteln, die geradezu gesundheitsschädlich waren, sind uns viele Rezepte überliefert worden, die auch heute noch zu den anerkannten Pflegepräparaten zählen.

In unserer Zeit, in der die Kosmetikindustrie ständig weiter expandiert und uns eine nicht mehr überschaubare Vielfalt an Kosmetika anbietet, mixen sich dennoch viele berühmte und attraktive Frauen zumindest einen Teil ihrer Pflegemittel selbst. Bezeichnend ist dabei, daß ihre Rezepte sich kaum von denen ihrer Geschlechtsgenossinnen unterscheiden, die vor zweitausend Jahren gelebt haben. In diesem Buch verraten sie Ihnen ihre Geheimnisse und Tips.

Ein altes Sprichwort besagt: Aus einem häßlichen Entlein wird nimmermehr ein schöner, stolzer Schwan. Doch stimmt das auch? Sicher, es gibt Frauen, die von der Natur überdurchschnittlich begünstigt wurden – und trotzdem klagen viele von ihnen über »Schwachstellen« ihres Körpers. Jede Frau kann jedoch selbst etwas für ihr Äußeres tun und dafür sorgen, daß sie gesund, auf natürliche Weise attraktiv und selbstbewußt durchs Leben geht. Dazu gehört nicht nur die Körperpflege allein, auf die innere Einstellung kommt es genauso an.

Hätten Sie gedacht, daß ausgerechnet das »schöne Biest« des *Denver-Clans* JOAN COLLINS diese Tatsache betont? Starreporter DAVID STERN hat sie kürzlich interviewt; hier finden Sie die Antworten einer selbstsicheren und, wie sie selbst betont, »echten« Frau.

D. S.: Joan Collins, was ist das Geheimnis Ihrer Schönheit?

J. C.: Alles Make-up dieser Welt hilft nichts, wenn die Seele einer Frau zerstört ist. Eine Frau ist so schön, wie sie sich fühlt. Das ist mein Geheimnis!

D. S.: Wie viele Stunden verbringen Sie jeden Tag vor dem Spiegel?

J. C.: Am liebsten fünfundzwanzig Stunden! Der Spiegel ist der beste Vertraute einer Frau in Sachen Schönheit. Man hört ja nicht auf die beste Freundin, denn sie ist und bleibt eine Konkurrentin.

D. S.: Was ist eine schöne Frau?

J. C.: Jede Frau hat eine gewisse Schönheit. Sie muß sie nur entdecken! Es gibt keine häßlichen Frauen, nur Frauen, die sich gehenlassen! Eine schöne Frau muß ihre eigene Schönheit finden und darf nicht auf Biegen und Brechen eine billige Kopie sagen wir einer Brigitte Bardot oder Britt Eklund sein wollen.

D. S.: Wie findet eine Frau ihre persönliche Schönheit?

J. C.: Jede Frau muß sich erst von dem »falschen Patent Schönheit« befreien, die ihr skrupellose Werbung aufzwingen will. Solche auf die Eigenart einer Frau nicht zugeschnittene »Patentschönheit« macht uns Frauen nicht nur abhängig, sondern auch unsicher! Ich selbst war jahrzehntelang ein Opfer der Schönheitsindustrie. Ich schloß mich ein, wenn ich meinen Lieblingslippenstift nicht auftreiben konnte. Die wahre Schönheit kommt nicht von den Fließbändern der Make-up-Konzerne; sie kommt immer aus dem Herzen, aus der Seele einer Frau.

D. S.: Ist Schönheit teuer?

J. C.: Schönheit ist nicht käuflich, aber ganz sicher ein sündhaft teures »Geschenk« des Kosmetikhimmels. In

Amerika setzt die Schönheitsindustrie pro Jahr zwanzig Milliarden Dollar um. Die Werbung, in der nur diese blutjungen, superblonden Dinger zählen, treibt die Frauen in eine totale Angst vor dem nackten Gesicht!

D. S.: Wieviel geben Sie für Ihre Schönheit aus?

J. C.: Mein Gott, ich kaufte früher wie eine Verrückte all die vielversprechenden Cremes und angeblich sensationell wirkenden Mittelchen. Aber seit dem Tag, an dem ich mein Gesicht ungeschminkt studierte und gut zu finden begann, lernte ich das Natürliche meines Gesichtes schätzen. Ihm müssen Puder, Lidschatten und Lippenrot seither dienen! Ich gebe heute sicher nicht mehr als hundert Dollar im Monat für meine Schönheit aus.

D. S.: Ist das die Wahrheit, Missis Collins?

J. C.: Die reine Wahrheit.

D. S.: Wieviel Zeit brauchen Sie pro Tag für Ihre Schönheit?

J. C.: Manchmal schminke ich mich in einem Taxi zum Filmstudio, und an anderen Tagen brauche ich zwölf Stunden!

D. S.: Haben Sie Angst vor dem Alter?

J. C.: Jedes Jahr im Leben einer Frau kann spannend und erregend sein. Es gibt keine Grenzen. Nur eine Todsünde darf eine Frau nicht begehen: sie darf nicht in der Vergangenheit leben!

D. S.: Sind Sie eine schöne Frau?

J. C.: Schönheit allein macht nicht glücklich! Ich setze mehr auf Ausstrahlung und Sinnlichkeit. Schöne Frauen ohne Seelen sind wie Puppen. Männer spielen mit Puppen, aber echte Frauen lieben sie! Und ich bin eine echte Frau!

D. S.: Wie sieht Joan Collins morgens um acht aus?

J. C.: Ich habe keine Angst vor meinem nackten Gesicht wie so viele Frauen. Wer diese Angst überwindet, sieht immer schön aus.

D. S.: Gehen Sie geschminkt ins Bett?

J. C.: Nur wenn mein Mann mir keine Zeit läßt. Im Schlafzimmer zählt eine andere Schönheit, die Schönheit der Liebe. Hier helfen keine Cremes und Püderchen.

D. S.: Die Weltpresse feiert Sie als die »schöne Hexe«. Die tollsten Männer Hollywoods liegen zu Ihren Füßen. Haben Sie Angst vor dem Tag, an dem Ihre Karriere als Schönheitsidol endet?

J. C.: Greta Garbo, Marilyn Monroe und Brigitte Bardot waren Göttinnen der Schönheit, und ihre Karrieren endeten mehr oder weniger tragisch. Ich war nie ein bildschöner Star. Ich bin eine Frau, die Mut zur eigenen Schönheit hat. Das kann mir niemand nehmen, solange ich lebe!

D. S.: Wer ist die schönste Frau der Welt?

J. C.: Gewiß nicht Miss Universum! Jede Frau ist die schönste Frau der Welt, sie muß nur ihre eigene Schönheit entdecken und zu ihr stehen.

I
Ein Teint wie Milch und Blut

Einen Teint wie Milch und Blut – das wünschten sich die Frauen wohl zu allen Zeiten. Daran konnte der Wechsel der Moden nichts ändern, und wer die Rezepte einer altägyptischen Königin mit denen eines heutigen Filmstars vergleicht, stellt fest, daß auch diese sich kaum geändert haben. Eigentlich ist das überraschend, schließlich beschert uns die moderne Kosmetikindustrie ständig neue Produkte und verspricht eine immer vollkommenere Pflege. Aber dennoch vertrauen auffallenderweise gerade die großen Stars oft lieber den sogenannten »Hausmitteln«.

Für Schauspielerinnen, Sängerinnen und Fotomodelle ist gutes Aussehen ein Kapital, das sorgsam gehütet werden muß. Aber auch für die Frauen, die nicht im Rampenlicht stehen, ist ein vorteilhaftes Aussehen, insbesondere ein gepflegtes Gesicht erstrebenswert, zumal dieses ja nicht nur nach außen wirkt.

Von Jean Cocteau stammt der Ausspruch: »Einen Flecken auf der Seele kann man nicht im Gesicht verbessern, aber ein Flecken im Gesicht, der beseitigt wird, kann die Seele erquicken.«

Beginnen wir unsere Rezeptsammlung mit den Extravaganzen einer Königin, die im fünfzehnten vorchristlichen Jahrhundert in Ägypten lebte und regierte: Hatschepsut. Sie schickte eine Expeditionsflotte in das sagenhafte Weihrauchland Punt, die erst nach Jahren zurückkehrte – reich beladen nicht nur mit Weihrauch und Myrrhe, sondern auch mit anderen Duftstoffen und Harzen, die im kosmetikbewußten Ägypten förmlich mit Gold aufgewogen wurden. Das trockene ägyptische Klima machte vor allem fetthaltige Pflegemittel erforderlich. So pflegte sich schon die Königin HATSCHEPSUT mit dem damals wie heute beliebten Sesamöl.*

Hatschepsuts Sesamöl Vielleicht verwendete Hatschepsut es pur, vielleicht vermischt mit anderen Ölen, etwa mit Distelöl, Sonnenblumenöl, Erdnußöl, Olivenöl oder Weizenkeimöl. Auf jeden Fall wird sie es parfümiert haben, zum Beispiel mit ein paar Tropfen Rosenöl. Wir können dieses Öl heute noch genauso zusammenstellen. Das Rosenöl darf ruhig synthetisch sein. Wenn Sie eine andere Duftnote bevorzugen, setzen Sie einfach ein paar Tropfen Ihres Lieblingsparfüms zu. Auf jeden Fall sollten Sie das Öl in einer dunklen Flasche kühl und gut verschlossen aufbewahren.
Einige Tropfen für Gesicht und Hals genügen, um trockene Haut geschmeidig zu machen und frühzeitiger Faltenbildung vorzubeugen.

Ein Jahrhundert später lebte in Ägypten NOFRETETE, deren Schönheit bis heute zu bezaubern vermag. Ob sie ihr hinreißendes Aussehen wohl einer der beiden Gesichtsmasken verdankte, deren regelmäßige Anwendung ihr nachgesagt wurde?

Nofretetes Mehlmaske
Rühren Sie aus zwei Eßlöffeln Mehl und je einem Eßlöffel Bienenhonig, Sahne und süßem Mandelöl einen Brei an. Diesen lassen Sie eine halbe Stunde lang quellen, dann rühren Sie ihn nochmals durch. Tragen Sie ihn anschließend sofort auf Ihr Gesicht auf und waschen Sie diese Maske nach einer Viertelstunde mit warmem Wasser ab.
Die Maske beugt Falten vor und mildert bereits vorhandene Falten.

---

* Eine Zusammenstellung der in diesem Buch genannten Grundstoffe der Schönheitspflege finden Sie auf den Seiten 157 ff.; kurzgefaßte biographische Angaben über die Persönlichkeiten, die zu diesem Buch Rezepte beigesteuert haben, finden Sie auf den Seiten 171 ff.

Nofretetes Kastanienmaske
Schälen und reiben Sie einige Roßkastanien. Sie können sie auch im Mixer oder in der gereinigten elektrischen Kaffeemühle zermahlen. Verrühren Sie die Masse mit süßem Mandelöl und etwas Zitronensaft. Dann tragen Sie den Brei auf das Gesicht auf und waschen diesen nach einer Viertelstunde warm ab.
Die Maske wirkt straffend.

Am bekanntesten sind wohl heute noch die Schönheitsmasken der ägyptischen Königin KLEOPATRA, die mit ihrer Schönheit und Klugheit die mächtigsten Männer ihrer Zeit – so JULIUS CÄSAR und MARC ANTON – in ihren Bann schlug.

Kleopatras Kieselerdemaske
Drei Teelöffel Kieselerde werden mit zwei bis drei Teelöffeln Milch und einem Teelöffel Bienenhonig verrührt. Wenn Sie eine empfindliche Haut haben, sollten Sie ein halbes Eigelb dazugeben. Die Maske tragen Sie auf das Gesicht auf und waschen sie nach dem Antrocknen zuerst mit warmem, dann mit kaltem Wasser ab.
Die Maske wirkt straffend und durchblutungsfördernd.

Kleopatras Hafermehlmaske
Vermischen Sie zwei Eßlöffel Hafermehl mit so viel Honig, daß ein dicker, weicher Brei entsteht. Diesen tragen Sie auf das Gesicht auf und waschen ihn nach einer Viertelstunde zuerst mit warmem, danach mit kaltem Wasser ab.
Die Maske wirkt ebenfalls straffend.

Aus dem antiken Griechenland stammt das nächste Rezept. In der Mitte des fünften vorchristlichen Jahrhunderts lebte in Athen die schöne Hetäre ASPASIA. Ihre Schönheit und Bildung bezauberten den großen Staatsmann PERIKLES so sehr, daß er sie zu seiner Frau machte. ASPASIA soll ihr Gesicht regelmäßig mit einer Bohnenmehlmaske behandelt haben.

Aspasias Bohnenmehlmaske
Zwei Eßlöffel weiße Bohnen werden zu Mehl zermahlen (im Mixer oder in der elektrischen Kaffeemühle) und mit so viel

heißem Wasser angerührt, daß ein streichfähiger Brei entsteht. Verteilen Sie ihn auf dem Gesicht und rubbeln Sie ihn nach dem Antrocknen mit angefeuchteten Fingerspitzen sachte ab. Anschließend waschen Sie Ihr Gesicht erst warm, dann kalt ab.
Die Maske ist gut geeignet zur Behandlung fettiger Haut.

Eine ähnliche Maske benutzte die römische Kaiserin POPPÄA SABINA, die zweite Frau des berüchtigten Kaisers NERO.

Poppäas Erbsenmehlmaske
Zwei Eßlöffel Erbsenmehl (grüne Trockenerbsen, im Mixer oder in der elektrischen Kaffeemühle zerkleinert) werden mit zwei Eßlöffel Buttermilch verrührt. Die Maske wird auf dem Gesicht verteilt und nach dem Festwerden mit den Fingerspitzen abgerieben. Zum Schluß wird das Gesicht mit warmem Wasser gewaschen und mit kaltem erfrischt.
Diese Maske eignet sich ebenfalls gut zur Behandlung fettiger Haut.

Von POPPÄA SABINA soll auch das folgende Rezept stammen. Es zeigt, daß den Damen der Antike die Sorgen der Frauen unserer Zeit nicht unbekannt waren.

Römische Antifaltensalbe
Lassen Sie zehn Gramm Bienenwachs im Wasserbad schmelzen und rühren Sie dann drei Eßlöffel Bienenhonig darunter. Dann nehmen Sie das Wachs vom Herd und rühren es bis zum Erkalten. Diese Salbe wird mehrmals wöchentlich auf Gesicht und Hals aufgetragen und soll mindestens eine halbe Stunde lang einwirken. Mit viel warmem Wasser wird sie sachte entfernt.

Der römische Dichter OVID hat uns neben seiner *Liebeskunst* und seinen *Metamorphosen* auch ein Buch mit vielen interessanten Kosmetikrezepturen hinterlassen. Als ihn einst eine römische Dame fragte: »Sage mir, wenn der Schlaf die zarten Glieder freigegeben, auf welche Weise das Gesicht schimmernd strahlen soll?«, gab OVID ihr das Rezept zu der folgenden Paste.

Ein Teint wie Milch und Blut

Ovids Schönheitspaste
»Entferne von der Gerste, die libysche Siedler auf Schiffen geschickt haben, die Spreu und befeuchte die enthülste Gerste, etwa zwei Pfund, mit zehn Eiern. Wenn das Gemisch an windbewegter Luft getrocknet ist, lasse eine langsame Eselin es auf rauhflächigem Mühlstein zerreiben. Zerreibe dann die Hörner, die zuerst von einem Hirsch fallen werden, der die Kraft zu langer Lebensdauer hat, in dieses Gemisch hinein, lasse es den sechsten Teil eines ganzen Pfundes sein, und sobald es nun mit dem staubartigen Mehl vermischt ist, lasse alles sofort durch die unzähligen Löcher eines Siebes hindurchgehen. Füge zweimal sechs rindenlose Narzissuszwiebeln hinzu, die du mit der Hand auf reinem Marmor zerreiben sollst, und zwar sollst du ein sechstel Pfund Zwiebel mit tuskischem Spelt (Dinkel) zerreiben, dazu soll neunmal mehr Honig mit hineingehen.
Jede Frau, die ihr Gesicht mit einem Mittel dieser Art behandelt, wird glatter strahlen als ihr Spiegel.«

Uns würde es heute allerdings schwerfallen, diese Rezeptur wörtlich zu nehmen – allein schon, weil moderne Wohnungen kaum Platz für eine »langsame Eselin« bieten, doch Sie finden vielleicht eine andere Methode, das Gemisch zu zerreiben. Die folgende Gesichtsmaske, deren Rezept ebenfalls von OVID stammt, ist sicher leichter nachzuvollziehen.

Ovids Bohnenmehlmaske
Man verrühre je einen Eßlöffel Bohnenmehl oder pulverisierte Iriswurzel mit etwas Natron (oder Backpulver) und gebe so viel Bienenhonig dazu, daß eine streichfähige Paste entsteht. Diese verstreiche man auf dem Gesicht und rubbele sie nach dem Antrocknen sachte ab. Danach wäscht man das Gesicht zuerst warm, dann kalt.
Die Maske entfernt vorhandene Hautunreinheiten.

Obwohl die Römer die Kelten für unzivilisierte Wilde hielten, hatten diese doch immerhin die Seife erfunden – die sie ausgiebig gebrauchten –, und sie wußten auch sonst eine ganze Menge über Körperpflege. Zur Erhaltung einer glatten Haut rieben sich die keltischen Frauen beispielsweise mit Bier ab. Dieses Rezept wurde in Deutschland auch in späteren Jahrhunderten gern und erfolgreich angewandt, wobei das Hamburger Bier für diesen Zweck am beliebtesten gewesen sein soll.

Bierabreibungen nach Keltenart

Das Verfahren ist denkbar einfach: Das Gesicht wird mit etwas Bier betupft. Oder der Bierschaum wird als Packung aufgetragen und nach einer Viertelstunde mit kühlem Wasser abgespült.

Im ersten nachchristlichen Jahrhundert lebte der griechische Arzt DIOSKURIDES, dessen umfangreiche Rezeptsammlung eine weite Verbreitung fand. Nach der Erfindung des Buchdrucks im fünfzehnten Jahrhundert wurde diese Sammlung immer wieder nachgedruckt, und viele Rezepte erfreuen sich, obwohl deren Herkunft meist vergessen ist, auch in unserer Zeit noch einer großen Popularität. Einige der von DIOSKURIDES empfohlenen Schönheitsmittel sind durchaus zeitgemäß und sollen deshalb hier vorgestellt werden.

Dioskurides' Lilienmaske

»Die Lilienwurzeln mit Honig vermischt reinigen das Gesicht und machen es glatt.«

Verrühren Sie zwei Eßlöffel pulverisierte Lilienwurzel mit etwas Bienenhonig zu einer streichfähigen Paste und tragen Sie diese auf das Gesicht auf. Nach dem Antrocknen wird sie lauwarm abgewaschen.

Dioskurides' Tausendgüldenkraut-Reinigung

»Der ausgepreßte Saft säubert, mit Honig vermischt, die Augen und das Gesicht und vertreibt alles, was das Gesicht verdunkelt.«

Es wird in den meisten Fällen nicht möglich sein, frische Pflanzen zur Saftgewinnung zu bekommen. Doch auch die folgende Variante hilft bei unreiner Haut: Übergießen Sie einen Eßlöffel getrocknetes Tausendgüldenkraut mit einer Tasse kochendem Wasser. Fünf Minuten ziehen lassen,

Ein Teint wie Milch und Blut

abseihen und einen Teelöffel Bienenhonig unter die Flüssigkeit rühren. Ein Leinentüchlein hineintauchen und als Kompresse auf das gereinigte Gesicht auflegen. Immer wieder anfeuchten.

Dioskurides' Efeupackung
»Es heilen Efeublätter, in Wein gekocht und als Pflaster aufgelegt, Geschwüre aller Art, besonders solche, die hartnäckig sind und sich nicht schließen wollen; auch nehmen solche Pflaster Gesichtsflecken weg und heilen Verbrennungen.«
Eine Handvoll Efeublätter wird mit so viel Wein übergossen, daß sie bedeckt sind. Lassen Sie diese Mischung fünf Minuten sachte köcheln; dann schichten Sie die Blätter zwischen zwei Mulltücher und legen sie aufs Gesicht. Die Packung soll eine Viertelstunde einwirken.

Die Äbtissin HILDEGARD VON BINGEN, die im zwölften Jahrhundert lebte, hat uns ebenfalls einen reichen Schatz an Rezepten aus der Natur hinterlassen. Für empfindliche Haut und zur Besänftigung von Reizungen und Rötungen empfahl sie beispielsweise ein Wasser aus Huflattichblüten.

Hildegards Huflattichblütenwasser
Dazu brauchen Sie fünfundzwanzig Gramm Huflattichblüten, einen viertel Liter destilliertes Wasser und zwanzig Milliliter Rosenwasser. Die Huflattichblüten kochen Sie mit dem Wasser auf, das Sie dann vom Herd nehmen und zugedeckt abkühlen lassen. Danach wird das Wasser durch ein Haarsieb abgegossen. Diese Flüssigkeit wird mit dem Rosenwasser angereichert und in eine dunkle Flasche abgefüllt.
Verwenden Sie dieses Gesichtswasser nach der täglichen Gesichtsreinigung.

Zum Glätten spröder, rissiger Haut eignet sich eine Creme der gartenkundigen Äbtissin.

Hildegards Ringelblumencreme

Dafür benötigen Sie fünf Gramm Bienenwachs, zwanzig Gramm Lanolinanhydrid, fünfzig Gramm Calendulaöl, vierzig Gramm Rosenwasser und einen halben Teelöffel Bienenhonig. Bienenwachs und Lanolinanhydrid werden im Wasserbad geschmolzen, mit dem Calendulaöl versetzt und erwärmt. Inzwischen wird das Rosenwasser ebenfalls erwärmt und der Bienenhonig darin aufgelöst. Die Fettmischung wird dann vom Herd genommen, mit dem Mixer das Rosenwasser eingerührt und das Ganze umgerührt, bis die Creme vollständig erkaltet ist.

Die Kreuzfahrer brachten aus dem Orient die Blütenwässer, vor allem das Rosenwasser, nach Europa. Der Dichter CHRÉTIEN DE TROYES, der gegen Ende des zwölften Jahrhunderts unter anderem auch eine Parzival-Dichtung verfaßte, erwähnt in einem seiner Versepen, daß die Schönen seiner Zeit sich das Gesicht mit Rosenwasser wuschen.

Orientalische Blütenwässer

Sie eignen sich sehr gut als Gesichtswasser für die empfindliche Haut. So empfiehlt sich Hamameliswasser für die fettige, unreine, zu Entzündungen neigende Haut und Orangenblütenwasser zur Behandlung der trockenen, älteren Haut. Rosenwasser ist für jeden Hauttyp geeignet.

DIANE DE POITIERS, die Geliebte des französischen Königs HEINRICH II., soll noch im Alter einen makellosen Teint gehabt haben, der allgemein ihrem ständigen Waschen mit kaltem Wasser zugeschrieben wurde. Eine englische Zeitgenossin DIANES war ANNE BOLEYN, die zuerst Hoffräulein, dann die Geliebte und schließlich die zweite Frau HEINRICHS VIII. war, der sie – als er ihrer überdrüssig wurde – enthaupten ließ. ANNE BOLEYN pflegte ihr Gesicht nur mit Wein.

Annes Weinwaschungen

Den kleinen Luxus von Weinwaschungen können Sie sich auch heute leisten. Sie sind besonders bei fettiger, unreiner Haut zu empfehlen.

Ein Teint wie Milch und Blut

Auf Weinwaschungen schwor auch die schöne, unglückliche MARIA STUART, die von ihrer Konkurrentin ELISABETH I. enthauptet wurde, welche wiederum – Ironie des Schicksals – eine Tochter ANNE BOLEYNS war. Selbst im Gefängnis vernachlässigte MARIA STUART ihre Schönheitspflege nicht. Das folgende Rezept ist eine moderne Version der von ihr verwendeten Kampfercreme, die besonders gut gegen Pickel und Hautunreinheiten wirkt.

Kampfercreme nach Maria Stuart
Sieben Gramm Walrat, fünf Gramm weißes Wachs und einige Kampferkörner werden im Wasserbad geschmolzen und mit zwanzig Gramm süßem Mandelöl erhitzt. Gleichzeitig werden zwanzig Gramm destilliertes Wasser erwärmt und mit einer Prise Borax angereichert. Diese Flüssigkeit wird anschließend portionsweise unter die Fettschmelze gemischt und bis zum vollständigen Erkalten gerührt.

Der englische König JAMES II. setzte offensichtlich schon im siebzehnten Jahrhundert auf die Hautpflege des Mannes große Stücke. Es gibt sogar ein Schönheitswasser, das seinen Namen trägt. Darüber berichtete GEORGE WILSON, sein Hofapotheker: »Dieses Wasser habe ich oft für König JAMES II. zubereitet. Es glättet die Haut und strömt einen der lieblichsten Düfte aus, die man sich vorstellen kann. Vierzig bis fünfzig Tropfen auf einen halben Liter Wasser genügen, um Gesicht und Hände zu waschen.«

King-James-Wasser
Für die Herstellung benötigen Sie folgende Zutaten: zwei Eßlöffel Bienenhonig, zwei Teelöffel Koriandersamen, zwei Teelöffel geriebene Muskatnuß, einen Teelöffel Gewürznelken, vier Teelöffel abgeriebene unbehandelte Zitronenschale, acht Eßlöffel vierzigprozentigen Alkohol (zum Beispiel Wodka), vier Eßlöffel Rosenwasser, vier Eßlöffel Orangenblütenwasser, einen halben Teelöffel Benzoe und einen halben Teelöffel Styrax.
Vermischen Sie alle Zutaten und füllen Sie sie in ein Glas mit gut schließendem Deckel. Lassen Sie die Mixtur eine Woche

lang ziehen, schütteln Sie sie jedoch in dieser Zeit öfter gut durch. Nach einer Woche wird die Flüssigkeit abgeseiht und in eine Flasche abgefüllt.

Etwa zur gleichen Zeit lebte in Frankreich die MARQUISE DE MAINTENON, die zuerst die Geliebte und dann die zweite Gemahlin LUDWIGS XIV., des »Sonnenkönigs«, war. Zur Pflege ihrer Haut verwendete sie vorzugsweise Beifuß. Das folgende Gesichtswasser, das sich besonders eignet zur Pflege schlecht durchbluteter, fettiger Haut, ist ihrem Toilettentisch abgeguckt.

Beifuß-Gesichtswasser
Bringen Sie hundert Milliliter destilliertes Wasser bis zum Kochen und übergießen Sie damit eine kleine Handvoll – frische oder getrocknete – Beifußblätter. Nach dem Abkühlen wird die Flüssigkeit durch Filterpapier abgegossen. Danach erwärmen Sie die gleiche Menge Rosenwasser und lösen einen Eßlöffel Bienenhonig darin auf. Die Flüssigkeiten werden miteinander vermischt und in eine dunkle Flasche abgefüllt.

Aus Italien stammt das folgende Rezept. Die Gemahlin FLAVIO ORSINIS, des Prinzen von Neroli, die PRINCIPESSA NEROLI, brachte es im siebzehnten Jahrhundert nach Frankreich mit. Nach ihr heißt übrigens heute noch das Orangenblütenöl »Neroliöl«.

Orangenblütenöl
Schichten Sie fünfzig Gramm getrocknete Orangenblüten in eine Flasche und übergießen Sie sie mit hundert Milliliter süßem Mandelöl. Lassen Sie die Flüssigkeit verschlossen drei bis vier Tage an einem dunkeln Ort durchziehen, danach seihen Sie sie durch Filterpapier ab (pressen Sie dabei die Blütenrückstände gut aus). Mit einer Pipette setzen Sie nun drei Tropfen Pfefferminzöl zur Konservierung zu. Das Öl bewahren Sie kühl und verschlossen auf.
Schon eine Spur des Öls reicht für eine entspannende und sehr erfrischende Gesichtsmassage aus.

Ein Teint wie Milch und Blut

Die heute noch bekannteste Schönheit aus der Zeit des »Sonnenkönigs« ist wohl NINON DE LENCLOS, deren Salon der Mittelpunkt des geistigen Lebens von Paris war und die noch als Siebzigjährige von jungen Männern umschwärmt wurde. In ihren Tagebüchern verrät sie ihre Schönheitsrezepte, von denen hier einige weitergegeben werden sollen.

Ihre Hauswurzcreme ist, da für sie frischer Hauswurzsaft benötigt wird, für uns heute kaum noch von praktischem Wert; sie ist aber so gut und wirksam, daß das Rezept hier trotzdem angeführt werden soll. Das darin zur Verwendung kommende Schmalz muß selbstverständlich ungesalzen sein.

Ninons Hauswurzcreme
»Der fortgesetzte Gebrauch dieser Creme hat eine verjüngende und verschönernde Wirkung auf das Gewebe und die Farbe der Haut; ihre Frische und Elastizität bleiben danach erhalten, und namentlich verhindert sie die Bildung von Runzeln.
Nehme vier Lot* Süßmandelöl, drei Lot gut ausgewaschenes Schweinefett und drei Lot Hauswurzsaft. Mische zuerst durch Verarbeiten in einem marmornen Mörser das Mandelöl und das Schweinefett; dann setze allmählich den Hauswurzsaft zu. Es bildet sich durch Reiben eine zarte Paste.
Trage abends vor dem Schlafengehen mit den Fingern die Paste auf alle Teile des Körpers, wo die Haut verschönert werden soll; ist das geschehen, dann befeuchte einen sehr feinen, weißen Badeschwamm mit lauwarmem Wasser und überfahre damit so lange die Haut, bis die Paste vollständig und gleichmäßig verteilt ist. Nachher trockne alle diese Teile mit feiner Leinwand ab.«

Die Erdbeermaske, die NINON DE LENCLOS gerne verwendete, um sich ihren hellen, zarten Teint zu erhalten, ist wesentlich einfacher herzustellen.

---

* 1 Lot = 4 Quentchen = etwa 16 Gramm.

Ninons Erdbeermaske
»Zerdrücke einige reife Erdbeeren und verrühre sie mit etwas Sahne. Den Brei trage auf das Gesicht auf und lasse ihn eine Viertelstunde einwirken. Dann wasche die Maske zuerst mit warmem, anschließend mit kaltem Wasser ab.«

Der Erhaltung ihres schönen Teints dienten auch die Milchwaschungen, die NINON DE LENCLOS regelmäßig machte.

Ninons Milchwaschungen
»Erwärme eine Tasse Milch mit etwas Zitronensaft und Kognak. Trage die Flüssigkeit auf Gesicht, Hals und Dekolleté auf und lasse sie auf der Haut trocknen.«

Ein ähnliches Rezept kannte auch die unglückliche Königin MARIE ANTOINETTE, Tochter MARIA THERESIAS, die mit dem französischen König LUDWIG XVI. verheiratet war und im Zuge der Französischen Revolution hingerichtet wurde. Sie liebte das Landleben – oder vielmehr das, was die feine Gesellschaft des Rokokos darunter verstand – und stimmte auch ihre Hautpflege auf diese Vorliebe ab. Ihre zarte Haut pflegte sie durch regelmäßige Waschungen mit Buttermilch.

LADY EMMA HAMILTON, die Geliebte Admiral NELSONS, muß, den Bildern nach zu urteilen, die uns von ihr erhalten sind, eine ausgesuchte Schönheit gewesen sein. Sie wusch ihr Gesicht regelmäßig mit Apfelschalentee und verwendete auch ein besonderes Gesichtswasser.

Lady Hamiltons Rosengesichtswasser
Erwärmen Sie einen Viertelliter naturreinen Weißwein, fügen Sie eine Handvoll getrocknete Rosenblüten hinzu und halten Sie den zugedeckten Topf für zehn Minuten auf dem Herd warm; die Flüssigkeit darf aber nicht den Siedepunkt erreichen. Dann füllen Sie sie in eine Porzellanschüssel um und lassen das Ganze abgedeckt über Nacht ziehen. Am nächsten Tag seihen Sie die Flüssigkeit ab und drücken dabei die Rosenblüten gut aus. Anschließend wird sie durch Kaffeefilterpapier klargefiltert. Erhitzen Sie nun einen gut

Ein Teint wie Milch und Blut

bemessenen Eßlöffel dieser Flüssigkeit und versetzen Sie ihn mit einer Messerspitze Alaun. Diese Mischung rühren Sie unter das Gesichtswasser, füllen das Ganze in eine dunkle Flasche ab und schütteln es durch.

Die wohl schillerndste Gestalt des achtzehnten Jahrhunderts ist GIACOMO CASANOVA, der sich unter anderem als Okkultist, Lotteriebetreiber und Bergwerksspezialist betätigte. In seinem umfangreichen Memoirenwerk zeichnet er ein lebendiges Bild Europas zur Zeit des Rokokos. Darin schildert er auch eine erfolgreiche Schönheitskur, mit der er in Paris die damals sechsundzwanzigjährige HERZOGIN VON CHARTRES behandelte, die an unreiner Haut litt.

Casanovas Kur gegen Pickel
»Ich ließ sie täglich ein gelindes Abführmittel nehmen, schrieb ihr vor, was sie essen sollte (wobei fettes Fleisch, Alkohol und Süßigkeiten untersagt waren) und verbot ihr alle Schönheitsmittel; dagegen verordnete ich ihr, sich morgens und abends mit Wegerichwasser zu waschen.«
Spitzwegerich ist ja heute noch ein beliebtes und wirksames Mittel zur Behandlung unreiner Haut.

Als CASANOVA die Gräfin einige Tage später im Theater traf, konnte er denn auch feststellen, daß ihre Haut glatt und rein geworden war.

Die spanische HERZOGIN VON ALBA, die den Maler GOYA zu zahlreichen Gemälden – darunter einigen Aktbildnissen – inspirierte, verwendete die folgende Maske.

Maske gegen Falten und Krähenfüße
Ein Eiweiß zu Schnee schlagen, mit etwas Rosenwasser, einigen Tropfen süßem Mandelöl und einer Prise Alaun vermischen. Auf das Gesicht auftragen und eine halbe Stunde einwirken lassen. Lauwarm abwaschen.

Die schöne Tänzerin LOLA MONTEZ bevorzugte zur Hautpflege Bienenhonig.

Lola Montez' Bienenhonigmaske
Dazu tragen Sie einfach etwas Honig auf das gereinigte Gesicht auf und waschen ihn nach einer Viertelstunde lauwarm ab.

Ein Originalrezept aus dem vorigen Jahrhundert, das sich heute noch leicht nacharbeiten läßt, stammt aus England.

English Cold Cream
»Nimm sechzehn Lot* Süßmandelöl, eineinhalb Lot weißes Wachs, dreieinhalb Lot Walrat. Diese Substanzen schmelze in einer Porzellanschale; ist die Mischung geschehen, dann gieße sie in einen marmornen Mörser und lasse sie erstarren. Nachdem die Mischung fest geworden ist, wird sie mit einer hölzernen Keule so lange zerrieben, bis sie so fein wird, daß sie wie weiche Butter zwischen den Fingern zergeht und keine Körnchen sich mehr darin finden. Hierauf gieße nach und nach unter beständigem Reiben drei Lot dreifaches Rosenwasser hinzu, dann ein halbes Lot Kölnischwasser und zwölf Tropfen Benzoetinktur. Je mehr die Masse bearbeitet wird, um so weißer und feiner wird sie. Diese Cold Cream verschönert die Haut; sie nimmt weiße und rote Schminke weg, und sie ist auch eine sehr gute Bartpomade.«

Im zwanzigsten Jahrhundert wurde die Kosmetik auf eine wissenschaftliche Grundlage gestellt, und damit begann die große Zeit der Schönheitsexperten. Die USA, wo inzwischen die Traumfabrik Hollywood entstanden war, wurden führend auf diesem Gebiet.

Von Hollywoods Schönheitsspezialistin ANITA COLBY, der unter anderen RITA HAYWORTH und INGRID BERGMANN ihr gepflegtes Aussehen verdankten, stammen die beiden folgenden Rezepte.

Anita Colbys Kompresse gegen schlaffe Haut
Mehrere Beutel Schwarztee werden in heißes Wasser getaucht, auf das Gesicht gelegt und mit einem Tuch bedeckt, so daß die Dämpfe auf die Haut einwirken können.

---
* 1 Lot = etwa 16 Gramm.

Ein Teint wie Milch und Blut

Anita Colbys Hollywood-Schönheitsmaske
Zwei Eßlöffel Hafermehl werden mit einem Eiweiß verschlagen, auf die Gesichtshaut aufgetragen und fünfzehn Minuten lang dort belassen. Die trockene Maske wird mit einem Tuch abgerieben, dann erst heiß, anschließend kalt abgespült.
Die Maske wirkt straffend und ist besonders geeignet für die Behandlung fettiger Haut.

AIDA GREY, die Schönheitsberaterin aus Beverly Hills, die Schönheitssalons auch in New York und Paris besitzt, verwendet nur eßbare Substanzen für ihre Kosmetika. Miß Greys Salon ist ein Wahrzeichen von Beverly Hills geworden, er wird sogar bei Omnibusrundfahrten zusammen mit den Häusern der Filmstars gezeigt. Ihre Kundenliste umfaßt so berühmte Damen wie JACQUELINE KENNEDY(-Onassis), NANCY REAGAN, FARAH DIBAH, ELIZABETH TAYLOR, MARLENE DIETRICH, NANCY SINATRA und JANE FONDA. AIDA GREY, die kalifornische Schönheitsexpertin, empfiehlt die folgenden Maskenrezepte.

Aida Greys Maske gegen Mitesser
Bereiten Sie eine Paste aus Hafermehl, Honig und einem Eiweiß, tragen Sie sie auf und lassen Sie die Paste zehn Minuten lang einwirken, bevor sie mit lauwarmem Wasser abgewaschen wird.

Aida Greys Packung gegen trockene Haut
Eine Banane oder ein Pfirsich, in Olivenöl zerdrückt, eignet sich vorzüglich als Gesichtspackung, die nach fünfzehn Minuten mit lauwarmem Wasser wieder entfernt wird.

Aida Greys Packung gegen Falten
Ein Eigelb wird mit Olivenöl verschlagen und gleichmäßig auf das Gesicht aufgetragen. Nach zehn Minuten wird ein steifgeschlagenes Eiweiß über diese Maske verteilt und weitere fünfzehn Minuten auf dem Gesicht belassen und anschließend mit lauwarmem Wasser abgewaschen.

Aida Greys Packung gegen rauhe, schuppige Haut
Ein bis zwei Eßlöffel Mayonnaise werden gut in die Haut einmassiert und nach fünfzehn Minuten mit lauwarmem Wasser abgespült.

Aida Greys Papaya-Peeling
Zur Entfernung von abgestorbenen Hautschüppchen und kleinen Hautunreinheiten dient eine Packung aus zerdrückter Papayafrucht. Die Papaya enthält ein Enzym, das diese trockenen Hautschüppchen förmlich aufzehrt. Eine Viertelstunde einwirken lassen, dann mit viel lauwarmem Wasser abspülen.

Dr. Ernö Laszlo ist ein amerikanischer Dermatologe. Er berät die berühmtesten Schönheiten der Welt und gelangte als Berater Greta Garbos, Gloria Vanderbilts und der Herzogin von Windsor zu Ruhm. Einige seiner Theorien über Schönheitspflege hören sich geradezu revolutionär an, so sehr weichen sie von den gängigen Anschauungen ab, und im Lager der Schönheitsexperten hat er denn auch mindestens ebenso viele Anhänger wie Gegner. Umstritten sind vor allem seine Theorien zur Reinigung der Haut. Ernö Laszlo hält nämlich Seife und heißes Wasser für die idealen Reinigungsmittel bei trockener Haut. Unter Seife versteht er normale weiße Baby- oder ölhaltige Seife, und unter Wasser versteht er wirklich heißes Wasser – es soll so heiß sein, daß man es an den Händen gerade noch aushalten kann.

Gesichtsreinigung nach Dr. Laszlo
Zuerst beträufeln Sie einen angefeuchteten Wattebausch mit Weizenkeimöl und entfernen damit das Make-up. Dann waschen Sie sich mit reichlich Seife das Gesicht und massieren den Schaum mit beiden Händen gründlich ein. Anschließend wird mit fließendem heißem Wasser nachgespült, mindestens dreißigmal. Das Wasser muß wirklich heiß sein, denn es gehört zu diesem Reinigungsverfahren, daß Seife und heißes Wasser die Hornzellen der Haut zum Quellen bringen und somit auch die Fettproduktion der Talgdrüsen

Ein Teint wie Milch und Blut

angeregt werden. Nach dem Abtrocknen wird das Gesicht mit saurem Gesichtswasser gründlich nachgereinigt.
Anschließend wird hauchdünn Fettcreme aufgetragen.
Eine solche heiße Seifenwaschung wird vor allem für trokkene Haut empfohlen, und viele Frauen schwören darauf. Wer allerdings unter geplatzten Äderchen zu leiden hat, sollte die Wassertemperatur keineswegs so hoch ansetzen und bei mäßig warmem Wasser bleiben.

Auch GAYELORD HAUSER, der amerikanische »Ernährungspapst«, hält ein Schönheitsrezept für die Gesichtspflege bereit.

Gayelord Hausers Weizenmehlmaske
Mischen Sie einen Eßlöffel Weizenmehl und einen Eßlöffel Joghurt und verrühren Sie beides zu einer weichen Paste. Tragen Sie diese Mischung auf das Gesicht auf und lassen Sie sie fünfzehn Minuten lang einwirken. Wenn die Maske trocken ist, sollten Sie diese zuerst mit warmem Wasser abwaschen, dann kalt nachspülen.
Diese Maske eignet sich besonders zur Pflege überempfindlicher Haut.

Der englische Schönheitsexperte VIDAL SASSOON steuert folgende Empfehlung für die Pflege trockener Haut bei.

Vidal Sassoons Bananenmaske
»Schälen Sie eine Banane und geben Sie die Frucht zusammen mit der Hälfte der Schale in den Mixer. Dazu kommt noch ein halber Eßlöffel Bienenhonig. Quirlen Sie alles, bis es eine flüssige Masse ist. Diese streichen Sie über das gereinigte Gesicht und lassen sie eine Viertelstunde lang einwirken. Danach waschen Sie die Maske mit lauwarmem Wasser ab.«

Die englische Kosmetikerin CLARE MAXWELL HUDSON gibt zwei Tips für schöne Augen.

Lady Hudsons Gurkenkompressen
»Die Gurke ist ein bekanntes Mittel, müde Augen wieder zum Leuchten zu bringen. Wenn Sie das nächste Mal eine

Gesichtsmaske auftragen, benutzen Sie ganz feine Gurkenscheiben als Augenkompressen. Ich freue mich immer wieder darüber, wie kühl und erfrischend die Gurkenscheibchen sind – ideal für müde, brennende Augen.«

Lady Hudsons Kartoffelkompressen
»Nehmen Sie ganz dünne, rohe Kartoffelscheiben und legen Sie sie auf die geschlossenen Augen. Sie wirken abschwellend und machen die Augen frisch und klar.«

In Frankreich ist es vor allem MAURICE MESSÉGUÉ, der vielen Prominenten bei Gesundheits- und Schönheitsproblemen helfen konnte. Er empfiehlt die folgenden Masken.

Schönheitsmasken nach Maurice Mességué
»Zur Herstellung einer Schönheitsmaske auf pflanzlicher Basis zerdrücken Sie eine Handvoll der frischen Heilpflanze in einer Schale frischem Rahm und mischen entweder ein Eigelb (bei trockener Haut) oder ein Eiweiß (bei fettiger Haut) darunter. Den pflanzlichen Grundstoff können Sie aus folgenden biologisch gezogenen Früchten gewinnen: Ananas, Zitrone, Quitte, Erdbeere, Honigmelone, Wassermelone, Pfirsich, Apfel, Traube.
Diese sind die besten. Wollen Sie sie nutzbringend anwenden, so folgen Sie am besten dem natürlichen Rhythmus der Jahreszeiten; so wird Ihre Herbstmaske beispielsweise eine Trauben- und dann eine Apfelmaske und so weiter sein. Und parallel zur äußerlichen Anwendung machen Sie eine Kur und trinken die Säfte derselben Früchte.
Das gleiche Verfahren gilt für die Gemüsepflanzen: Karotten, Kohl, Gurke, Kürbis, Kresse, Kartoffel, Radieschen; und nochmals das gleiche für die wilden Heilkräuter: Arnika, Klette, Königskerze, Borretsch, Klatschmohn, Heckenrose, Eibisch, Malve, Johanniskraut, Bibernelle, Salbei, Thymian, Veilchen.«

Um Falten zu mildern, rät MAURICE MESSÉGUÉ zu einem Rezept, das schon im Altertum verwendet wurde.

Umschläge mit geschälter Gerste
nach Maurice Mességué
»Kochen Sie in einem Liter Wasser zweihundert Gramm Gerstenkörner, bis sie ganz weich sind; zerdrücken Sie sie anschließend zu einem Brei; passieren Sie diesen durch ein dünnes Tuch und fangen Sie die Kochflüssigkeit in einem Behälter auf. Dann legen Sie sich an den betreffenden Stellen den Gerstenbrei auf und lassen ihn zwanzig Minuten einwirken. Anschließend tränken Sie Kompressen in der Kochflüssigkeit und trinken auch ruhig einmal ein Gläschen. Das machen Sie dreimal pro Woche.«

Gegen fettige Haut empfiehlt er Milch mit besonderen Zutaten.

Feuchtigkeitsspendende Milch
nach Maurice Mességué
Zehn Tropfen Arnikatinktur, zehn Tropfen Johanniskrautöl, zehn Tropfen Lindenblütentinktur und ein halber Liter Milch werden miteinander vermischt. Bewahren Sie diese Mischung im Kühlschrank auf und waschen Sie mehrmals täglich das Gesicht mit dieser Milch.

YVES ROCHER ist der größte französische Kosmetikhersteller. Auch er empfiehlt natürliche Schönheitsmittel.

Lotion für trockene, spröde Haut
nach Yves Rocher
Zwanzig Gramm Borretschblätter werden mit einem halben Liter kochendem Wasser übergossen und müssen eine Viertelstunde lang ziehen. Dann wird die Flüssigkeit abgeseiht und als Lotion oder für Kompressen verwendet.

In Deutschland war es vor allem OLGA TSCHECHOWA, die sich nach ihren Erfolgen als Schauspielerin ganz der Kosmetik verschrieb und immer wieder zu einer naturgemäßen Hautpflege ermutigte. Auf ihren Anregungen basiert die folgende »Maskenparade« mit Rezepten, die einzelne Hautprobleme gezielt angehen.

Maske für normale Haut
nach Olga Tschechowa

Belegen Sie Ihr Gesicht dick mit einer Schicht Sauerteig und lassen Sie ihn eine halbe Stunde lang einwirken. Danach waschen Sie den Teig kalt ab.

Maske gegen trockene Haut
nach Olga Tschechowa

Ein Eigelb mit etwas abgeriebener Zitronenschale anrühren und gut zugedeckt eine halbe Stunde lang ziehen lassen. Einen Teelöffel Olivenöl hineingeben und die Masse auf das Gesicht auftragen. Nach dem Eintrocknen mit warmem Wasser, in dem ein Büschelchen Petersilie gekocht wurde (etwa drei Minuten lang) abwaschen und kalt nachspülen.

Maske gegen fettige Haut
nach Olga Tschechowa

Mischen Sie fünfzig Gramm Kamille, dreißig Gramm Farnwurzel und dreißig Gramm Schöllkraut. Von dieser Mischung nehmen Sie einen Teelöffel voll, dazu einen Teelöffel Heilerde und rühren das Ganze mit etwas Wasser an. Den Brei verteilen Sie auf dem Gesicht und lassen ihn trocknen. Danach wird er mit warmem, dann mit kaltem Wasser abgewaschen.

Maske gegen großporige Haut
nach Olga Tschechowa

Schlagen Sie ein halbes Eiweiß leicht schaumig und rühren Sie einen Teelöffel Zitronensaft unter. Den Schaum tragen Sie auf das Gesicht auf und lassen ihn einwirken. Nach einer Viertelstunde spülen Sie ihn mit warmem Wasser ab.

Maske gegen unreine Haut
nach Olga Tschechowa

Verrühren Sie etwas Quark mit etwas Milch und Bienenhonig zu einer Creme. Fügen Sie ein paar Tropfen Benzoetinktur hinzu. Diese Creme wird auf das Gesicht aufgetragen und nach dreißig Minuten mit Kamillentee abgewaschen. Es empfiehlt sich, mit einem Gesichtswasser nachzutupfen.

Olga Tschechowas Maske gegen Faltenbildung
Ein gehäufter Eßlöffel Gerstenmehl, ein Eiweiß und ein Eßlöffel Bienenhonig werden im angewärmten Zustand miteinander vermischt. Diese Maske streichen Sie auf das Gesicht. Nach mindestens einer halben Stunde waschen Sie das Gesicht mit warmem Wasser ab und spülen kalt nach.

Und hier ist OLGA TSCHECHOWAS Tip zur Hauterneuerung durch eine Schälkur.

Olga Tschechowas milde Schälkur
Rühren Sie einen Eßlöffel Mandelkleie mit etwas Wasser zu einem dicken Brei, fügen Sie ein Eiweiß hinzu und verteilen Sie die Masse über das Gesicht. Wenn der Brei angetrocknet ist, rubbeln Sie ihn mit den Fingerspitzen sachte ab. Die Haut ist jetzt wie poliert. Dadurch daß sie für kurze Zeit durch die Eiweißschicht am Atmen gehindert wurde, hat sie alle Reserven auf den Plan gerufen und mit verstärkter Blutzirkulation in den oberen Hautschichten geantwortet.

Mit zahlreichen Publikationen ist in den letzten Jahren die Naturkosmetikexpertin STEPHANIE FABER hervorgetreten. Zwei besonders schöne Rezepte aus ihren Büchern sollen hier vorgestellt werden.

Stephanie Fabers Mille-Fleurs-Gel
Zwei Eßlöffel Eibischwurzeln, ein Eßlöffel Malvenblüten und ein Eßlöffel Weißdornblüten werden in einer Porzellanschüssel vermengt, mit zweihundert Gramm destilliertem Wasser übergossen und über Nacht stehengelassen. Am nächsten Tag wird die dickliche Flüssigkeit abgeseiht und durch ein Sieb, das mit ünnem Leinentuch oder Gaze ausgelegt ist, klargefiltert, mit zwei Teelöffeln Calendulatinktur vermischt und in eine dunkle Flasche abgefüllt. Kühl lagern. Das Tonikum ist ideal zur Pflege trockener, müder und alternder Haut. Träufeln Sie das Tonikum auf einen Wattebausch und reiben Sie Gesicht und Hals sanft damit ab. Überschüssige Reste nach dem Einziehen entfernen Sie mit einem Papiertuch.

Stephanie Fabers Avodacocreme

Lassen Sie zwei Gramm Walrat, fünf Gramm Bienenwachs, drei Gramm Cetylalkohol* und zehn Gramm Lanolin (das entspricht einem Teelöffel) im Wasserbad schmelzen. Fügen Sie fünfunddreißig Gramm Avocadoöl hinzu und erwärmen Sie das Ganze so lange, bis eine klare Fettschmelze entstanden ist. Nun werden vierzig Gramm destilliertes Wasser erwärmt und mit einer Prise Borax versetzt. Diese Flüssigkeit arbeiten Sie unter stetigem Rühren mit dem Mixer in die Fettschmelze ein und schlagen sie, bis die Creme vollständig erkaltet ist.

Die beliebte Schauspielerin BARBARA RÜTTING propagiert nicht nur eine gesunde Küche (sie ist Autorin einiger hervorragender Kochbücher), sondern auch eine gesunde Kosmetik. Hier ihr Tip für eine Packung.

*Pflegepackung für Gesicht und Hals
nach Barbara Rütting*

Dafür bereitet sie sich eine Mischung zu, die aus Quark und etwas Öl, einem Ei, Zitronensaft, kleingeschnittenen Gurkenstückchen und Petersilie besteht. Diesen Brei läßt sie auf die Haut einwirken, bis der Quark antrocknet. Dann wird die Packung mit warmem Wasser oder Milch abgespült.

Auch die Schauspielerin KATHARINA JAKOBS schwört auf Hausmittel für die Schönheitspflege. Wenn sie am Abend besonders schön sein will, wendet sie selbstgerührte Gesichtsmasken an.

*Honig-Joghurt-Maske
nach Katharina Jakobs*

Je zwei Eßlöffel Honig und Joghurt werden miteinander verrührt und auf das gereinigte Gesicht aufgetragen. Nach einer Viertelstunde wird die Maske warm abgewaschen, dann kühl nachgespült. Die Haut sieht danach frisch und rosig aus.

---

* Der Cetylalkohol gehört zu den »Wachsalkoholen«, die in den natürlichen Wachsen auftreten.

Ein Teint wie Milch und Blut

Wenn Sie abends auf eine Party oder ins Theater gehen, wollen Sie sicher einen strahlenden Blick haben. Wie man das macht, verrät Schlagersängerin DUNJA RAJTER.

Teekompressen nach Dunja Rajter
»Müde Augen werden wieder munter, wenn Sie einen mit schwarzem Tee getränkten Wattebausch auf die geschlossenen Augen legen und zehn Minuten lang liegen lassen.«

Ganz ähnlich ist das Rezept der Schauspielerin HANNELORE ELSNER. Auch sie schwört auf Kompressen.

Augenkompressen nach Hannelore Elsner
»Nach einer langen Nacht gönne ich meinen Augen eine kleine Erholungskur mit Kamillesäckchen.« Sie können auch einfach angefeuchtete Teebeutel verwenden.

Die Schauspielerin MARINA VLADY hat einen sehr zarten, hellen Teint, den sie sich mit der regelmäßigen Anwendung einer besonderen Schönheitsmaske erhält.

Marina Vladys Schönheitsmaske
»Von vielen werde ich um meinen Teint beneidet. Gerne verrate ich Ihnen das Rezept, wie Sie Ihr Gesicht ähnlich frisch und straff erhalten können. Fertigen Sie sich eine Mischung aus Eigelb und Zitronensaft an und reiben Sie damit Ihr Gesicht ein. Etwas einwirken lassen und dann mit zu Schnee geschlagenem Eiweiß entfernen. Anschließend das Gesicht mit kaltem Wasser besprengen – und Sie fühlen sich herrlich erfrischt!«

Für ihre zarte Haut ist auch die Schauspielerin RUTH MARIA KUBITSCHEK bekannt. Ihr Geheimnis heißt Lebertran.

Lebertranbehandlung nach Ruth Maria Kubitschek
»Meine Haut braucht viel Fett. Deshalb wasche ich mein Gesicht grundsätzlich mit einer Mischung aus Wasser und kosmetischem Öl. Einmal in der Woche reibe ich mir einfach Lebertran ins Gesicht. Es bekommt meinem Teint großartig.«

SENTA BERGER empfiehlt zur Gesichtspflege Karotten. »Ich esse sie. Und ich stelle mir aus Karotten auch meine bevorzugte Schönheitsmaske her.«

Senta Bergers Karottensaftmaske

Karottensaft wird mit etwas Heilerde vermischt. Die Mischung tragen Sie auf das Gesicht auf und nach einer Viertelstunde waschen Sie sie lauwarm ab. Anschließend massieren Sie eine gute Fettcreme ein.

Nach Ansicht der Fernsehmoderatorin und ehemaligen Miss World PETRA SCHÜRMANN sind Gesichtsmassagen das A und O für eine glatte Haut. Hier ein paar Anleitungen, wie dabei vorzugehen ist.

Gesichtsmassagen

Gesichtsmassagen sollten immer mit ganz leichter Hand ausgeführt werden. Jedes Zerren und Drücken hinterläßt Falten, statt diese zu bekämpfen! Am besten eignet sich die Klopfmassage, die mit den eingefetteten Fingerkuppen ausgeführt wird. Sie beginnen unterhalb des Kinns, gehen seitlich am Mund vorbei, die Nase entlang und zu den Schläfen hinüber. Dann klopfen Sie die Stirn ab. Besonders vorsichtig sollten Sie bei den empfindlichen Partien um Mund und Augen vorgehen.

Ist die Gesichtshaut schlaff und haben sich bereits erste Falten gebildet, so wenden Sie zur Festigung des Gewebes die Streichmassage an. Die Striche werden mit dem Mittel- und dem Ringfinger beider Hände ausgeführt. Folgende Striche werden gemacht:

- vom Kehlkopf ausgehend seitlich hoch bis zu den Ohren;
- vom Kinn kreisförmig zu den Mundwinkeln;
- von der Unterseite der Nase an den Nasenflügeln aufwärts und im Bogen zu den Mundwinkeln herab;
- auf den Wangen und auf der Stirn spiralförmig nach oben und unten.

Gegen Krähenfüße spannen Sie die Haut an der Schläfe mit dem Zeige- und dem Mittelfinger der auf derselben Seite liegenden Hand und führen mit dem Mittelfinger der anderen

Hand kleine kreisförmige Bewegungen an den von Falten betroffenen Stellen aus. Ebenso verfahren Sie bei Falten über der Nase, an der Stirn, an den Mundwinkeln und am Kinn. Doppelkinne werden mit der flachen Hand von unten nach oben abgeklopft.

Die italienische Sängerin und Schauspielerin VIOLETTA FERRARI will von teuren Kosmetika nichts wissen. Ihr Pflegeprogramm: »Ich wasche mich abends vor dem Schlafengehen mit einfacher, billiger Kernseife. Parfümierte Seifen sind Gift für die Gesichtshaut. Frauen mit trockener Haut – wie ich – müssen anschließend die empfindlichen Hautpartien mit einer Nachtcreme behandeln.«

Violetta Ferraris Nachtcreme
»Dafür brauchen Sie nicht viel Geld auszugeben. Kaufen Sie sich in der Apotheke eine Mischung aus fünfzig Prozent Lanolin und fünfzig Prozent Vaseline. Das sind auch die Hauptbestandteile der teuren Nachtcremes – was sonst noch drin ist, ist überflüssig und nützt nichts.«

Natürlich muß auch junge, zarte Haut gepflegt werden. Die bezaubernde DIETLINDE TURBAN hält sich bei ihrer Pflege an die Natur und wendet zur Gesichtsreinigung regelmäßig Kräuterkompressen an.

Kräuterkompresse nach Dietlinde Turban
Je eine Prise Salbei, Zinnkraut und Kamille mit einem Viertelliter kochendem Wasser übergießen. Nach fünf Minuten abseihen und ein Leinentüchlein mit der Flüssigkeit tränken. Aufs Gesicht auflegen und immer wieder befeuchten.

Theater- und Filmstar MARTHE KELLER frequentiert die exklusivsten Kosmetiksalons in Paris und den USA. Aber auch zu Hause pflegt sie sich intensiv: Jeden zweiten Tag leistet sie sich ein Dampfbad fürs Gesicht.

Gesichtsdampfbad mit Kamillentee
nach Marthe Keller
»Der Kamillentee muß heiß genug sein. Ein solches Dampfbad beruhigt, entspannt und reinigt die Poren.«

Mehrmals monatlich verwendet sie abwechselnd eine der beiden folgenden Gesichtspackungen.

Ei-Zitronen-Maske nach Marthe Keller

Ein Eigelb wird mit einigen Spritzern Zitronensaft verrührt und auf das gereinigte Gesicht aufgetragen. Nach einer Viertelstunde wird die Maske mit viel warmem Wasser entfernt und das Gesicht kalt abgewaschen.

Gurken-Joghurt-Packung nach Marthe Keller

Ein Stück Salatgurke wird im Mixer püriert, mit zwei Eßlöffeln Joghurt vermischt und auf das gereinigte Gesicht aufgetragen. Nach einer Viertelstunde wird die Packung mit einem Papiertuch abgenommen und das Gesicht kalt abgespült.

Obwohl BRIGITTE BARDOT schon lange nicht mehr filmt, ist ihr Name noch immer ein Begriff. Und mit über fünfzig Jahren hat sie noch immer eine Haut wie ein junges Mädchen. Wie sie das macht? Sie wäscht sich ausschließlich mit Regenwasser – ein kostspieliger Luxus, denn in Südfrankreich, wo BRIGITTE BARDOT zu Hause ist, regnet es selten! Das weiche Wasser muß mühsam gesammelt werden. Das besorgen für sie hauptsächlich Freunde in Paris. Ist dann eine ausreichende Menge zusammengekommen, wird das kostbare Naß in Kanistern an die Côte d'Azur geflogen.

Regenwasser

BRIGITTE BARDOT: »Regenwasser lasse ich mir etwas kosten. Doch andere Frauen geben ebensoviel Geld allein für teure Cremes aus. Ich kann darauf verzichten. Dieses Wasser ist so weich und mild, daß mein Teint zart bleibt.«

In einer Zeit, in der auch der Regen nicht mehr das ist, was er einmal war, ziehen es sicherlich viele Frauen vor, ihr Gesicht statt dessen mit einem weniger bedenklichen Naß zu pflegen, etwa mit Mineralwasser. So hält es die französische Schauspielerin CATHÉRINE DENEUVE.

Mineralwasser
»Mineralwasser ist ein Zaubermittel. Ich fülle es in einen Zerstäuber. Mehrmals täglich besprühe ich dann damit mein Gesicht. Das zieht die Poren zusammen. Der Teint wirkt weich und fein und erhält einen samtigen Schimmer.« Abends wäscht Cathérine Deneuve ihr Gesicht mit Babymilch und bespritzt es mit Mineralwasser. Auch morgens beginnt sie ihr Make-up mit eiskaltem Mineralwasser.

Zur intensiven Gesichtsreinigung verwendet CATHÉRINE DENEUVE:

Olivenöl
»Wenn ich abends ausgehe, pflege ich mein Gesicht besonders gründlich. Ich habe eine sehr empfindliche Haut und muß deshalb mit kosmetischen Präparaten vorsichtig sein. Natürliche Produkte vertrage ich dagegen gut, Olivenöl zum Beispiel. Ich halte einen Wattebausch kurz in heißes Wasser, dann drücke ich ihn aus und tauche ihn anschließend in Olivenöl. Damit wird das Gesicht abgetupft. Mit einem Papiertuch müssen die Fettrückstände wieder entfernt werden. Erst dann trage ich Make-up, Lidschatten und Wimperntusche auf.«

Mit Hautproblemen hat SOPHIA LOREN zu kämpfen. »Wir Frauen aus dem Süden altern viel schneller als die Blondinen nördlicher Länder. Ich betreibe einen enormen Aufwand, um meinen Teint glatt zu erhalten. Jeden Abend beispielsweise unterwerfe ich mich einem wahren Reinigungsritual. Erst entferne ich Make-up-Reste mit Gesichtsmilch und Tonic, anschließend nehme ich ein Gesichtsdampfbad und tupfe danach die Haut mit einem angewärmten Handtuch ab. Danach benutze ich das Tonic noch einmal, damit auch allerletzte Fettspuren verschwinden.« Zwei- bis dreimal wöchentlich steht die folgende Gesichtspackung auf dem Programm.

Packung aus Öl und Avocadomus

Dazu wird eine halbe Avocadofrucht geschält und im Mixer püriert, das Mus mit etwas Olivenöl oder süßem Mandelöl vermischt und auf das Gesicht aufgetragen. Nach einer halben Stunde wird es mit warmem Wasser abgewaschen und das Gesicht kühl nachgespült.

Ein einfaches, aber wirksames Rezept für ihr Gesicht kennt Filmstar CLAUDIA CARDINALE. »Es gibt nichts Besseres für die Erhaltung eines schönen weichen Teints als häufiges Waschen mit Wasser und Seife. Doch ich empfehle nach jedem Gesichtsbad eine zusätzliche Behandlung mit Milch.«

Milchbehandlung

»Die Prozedur ist denkbar einfach: Einen Wattebausch in die Milch tauchen und das Gesicht damit leicht abreiben. Sie werden staunen, wie das erfrischt und die Haut samtweich macht!«

Auch für die Augenpflege hat CLAUDIA CARDINALE einen Tip.

Mandelöl zur Pflege der Augenlider

»Wenn Sie Lidschatten verwenden, fühlen sich die Augenlider leicht ein bißchen hart und zäh an. Dagegen hilft Mandelöl. Dieses leicht auf die Lider verreiben – es macht sie seidenweich.«

Die Schweizer Filmschönheit URSULA ANDRESS schlägt das folgende Rezept vor.

Fischlebertran

»Das beste Regenerierungsmittel für trockene Haut ist Fischlebertran. Sobald Sie Zeit haben und allein sind, sollten Sie ihn mit einem Wattebausch auftragen. Mindestens eine Stunde einwirken lassen! Dann mit warmem Wasser abspülen, kalt nachwaschen und eine Reinigungsmilch auftragen, die den Lebertrangeruch vertreibt.«

MARGAUX HEMINGWAY, die Enkelin des Schriftstellers ERNEST HEMINGWAY, war zeitweise Amerikas teuerstes Fotomodell. Hier ihr Rezept für eine pflegende Packung.

Margaux Hemingways Gesichtspackung
»Meinen Teint reinige ich jeden Tag mit einer Mischung aus Joghurt, einem rohen Ei und zwei Eßlöffeln Honig. Eine Viertelstunde lasse ich die Packung auf dem Gesicht, dem Hals und dem Dekolleté, dann wasche ich sie lauwarm ab – die Haut glüht!«

BIANCA JAGGER, die Exehefrau von »Rolling Stones«-Chef MICK JAGGER, liebt es, die Nächte durchzutanzen, genießt Cocktails und Champagner und hat eine Schwäche für üppiges Essen und wilden Partyrummel. »Schön macht dieses Leben nicht«, gibt sie zu. »Und wer trotzdem gut aussehen will, muß schon für einen Ausgleich sorgen. Probleme habe ich mit meinem Teint. Die Luft in Nachtlokalen ist nun einmal nicht besonders hautfreundlich. Ein Grund mehr, das Gesicht gründlich zu reinigen. Ich benutze dazu Mandelkleie.«

Mandelkleie
Zwei Eßlöffel Mandelkleie werden mit etwas heißem Wasser angerührt. Mit dem Brei sachte das Gesicht massieren. Leicht antrocknen lassen, dann mit viel Wasser abspülen.

BARBRA STREISAND verrät ein Rezept gegen Augenfältchen, das sie seit Jahren erfolgreich anwendet.

Gurkensaft gegen Augenfältchen
Die Augenpartie wird mehrmals wöchentlich mit frisch gepreßtem Gurkensaft betupft.

Bo DEREK empfiehlt statt Gurkensaft frisch gepreßten Möhrensaft als Gesichtswasser. Und sie verwendet regelmäßig Gurkenpackungen.

Bo Dereks Gurkenpackung
Dünne Scheibchen einer Salatgurke werden auf das Gesicht gelegt. Lassen Sie die Packung fünfzehn Minuten einwirken. Die Haut wird dadurch ganz weich und straff.

Auch das blutjunge Fotomodell und Starlet BROOKE SHIELDS pflegt die Haut mit natürlichen Mitteln. Wenn es geht, macht sie jeden Tag eine Packung aus Joghurt.

Joghurtpackung nach Brooke Shields
Tragen Sie einfach ein bis zwei Eßlöffel Joghurt auf das gereinigte Gesicht auf und lassen Sie es eine Viertelstunde lang einwirken. Dann spülen Sie das Joghurt lauwarm ab.

Avocado- und Gurkenmaske
»Avocado- und Gurkenmasken bekommen meinem Teint ebenfalls sehr gut«, sagt BROOKE SHIELDS. »Wichtig ist, daß die Augenpartie ausgespart wird. Um die Augen herum braucht die Haut andere Präparate, Olivenöl beispielsweise, damit sie nicht austrocknet und Fältchen bildet. Apropos Fältchen: Ich lege mich nie in die pralle Sonne. Das ultraviolette Licht trocknet die Haut aus und läßt sie altern. Schatten ist gesünder!«

Und so pflegen sich die Damen des Denver-Clans: LINDA EVANS hat eine Spezialmixtur gegen Augenfältchen entwickelt.

Augenfältchenöl nach Linda Evans
Verwendet werden Malven, Kamille, Ringelblumen und Kornblumen. Geben Sie von jeder Sorte einige Blüten in ein weithalsiges Gefäß und übergießen Sie sie mit so viel Weizenkeimöl, daß sie gut bedeckt sind. Lassen Sie das Öl einige Tage luftdicht verschlossen stehen, dann gießen Sie es durch ein Mulltuch ab und pressen dabei die Pflanzenrückstände gut aus.

Das Öl füllen Sie in ein dunkles Fläschchen und klopfen ein bißchen davon jeden Abend sanft in die Haut um die Augen ein.

Auch ihre Filmkonkurrentin JOAN COLLINS verwendet Weizenkeimöl gegen Augenfältchen. Außerdem legt sie pro Woche zwei »Maskentage« ein. An dem einen Tag macht sie eine Gurkenpackung, am andern eine Packung aus Joghurt und Honig.

Joghurt-Honig-Packung nach Joan Collins
Dazu werden zwei Eßlöffel Joghurt mit einem Eßlöffel Bienenhonig vermischt, auf das gereinigte Gesicht aufgetragen und nach einer halben Stunde wieder abgespült.

PAMELA BELLWOOD meint: »Selbstgemachtes ist besser. Da weiß ich wenigstens, was drin ist.« Ihre Spezialität ist eine Packung aus Pfirsichen.

Pamela Bellwoods Pfirsichpackung
Ein Pfirsich wird geschält und entsteint, das Fruchtfleisch im Mixer püriert und mit etwas Honig und Sahne verrührt. Die Masse verteilen Sie auf dem gereinigten Gesicht und lassen sie eine halbe Stunde einziehen, bevor sie mit viel warmem Wasser abgespült wird.

Natürlich kennen auch die Dallas-Stars besondere Schönheitsrezepte. BARBARA BEL GEDDES pflegt ihr Gesicht mit Vorliebe mit Mandelöl.

VICTORIA PRINCIPAL hält sich an das Natürlichste der Welt: Wasser.

Wasser und Eis
Die schöne Texanerin wäscht ihr Gesicht erst lauwarm, dann kalt und legt sich anschließend Eisstückchen auf die Haut, damit sich die Poren schließen.

2
ZEIGEN SIE DEM LEBEN DIE ZÄHNE

Schon sehr früh haben die Menschen sich allerlei Mittel einfallen lassen, mit denen sie ihre Zähne pflegten und sich einen frischen Atem erhielten. So wurden im alten Ägypten die Zähne unter anderem mit Grünspan, Weihrauch und einer Paste aus Süßbier und Krokus behandelt. Bei den Babyloniern und in Israel gehörten die Mundwaschung und die Zahnreinigung zum Alltag der Priester – ein Priester mit Zahnlücken war für den Tempeldienst schlicht untragbar. Und König SALOMO schwärmte von den Perlenzähnen der Fürstentochter SULAMITH: »Deine Zähne sind wie eine Herde frischgeschorener Schafe, die aus der Schwemme kommen, jegliches Zwillinge tragend und keines unfruchtbar.«

In Rom leistete sich jede Dame, die auf sich hielt, eine eigene Zahnputzerin. Diese erschien am Morgen mit einem Tellerchen Mastixpistazien, die von der Herrin sorgfältig zerkaut wurden. Dies galt im Altertum als das beste Mittel gegen die »Fäulnis angefressener Zähne«, also gegen Karies.

Wer noch ein vollständiges Gebiß besaß, ließ sich die Zähne täglich von der Zahnputzerin mit pulverisiertem Bimsstein auf Hochglanz polieren. Wer aber nur über ein »ausgefallenes« Gebiß verfügte – das war damals nur allzu häufig der Fall –, ließ sich von der Zahnputzerin die sorgfältig in einer Kapsel verwahrten Kunstzähne bringen, um sie dann mit großem Geschick in den zahnlosen Kiefer einzureihen. Der römische Spötter MARTIAL läßt in einem seiner Epigramme ein Zahnpulver sagen: »Weib, was willst du von mir? Ich diene jungen Mädchen, keine gekauften Zähne putz' ich.«

In der Renaissance gab es, wie in der Antike, schon gute Dentisten. Zwar wurden die Zähne noch nicht plombiert, jedoch wußten diese Dentisten aus Silber, Hirschknochen oder

Elfenbein einen einigermaßen kleidsamen Zahnersatz herzustellen. Zur Mundpflege empfahl der Dichter PIETRO ARETINO das folgende Verfahren: »Spüle dir morgens, wenn du noch nüchtern bist, den Mund mit frischem Brunnenwasser aus. Um die Zähne rein zu erhalten, nimm vor dem Aufstehen den Saum des Bettlakens und reibe sie dir damit mehrere Male ab. So entfernst du alles, was sich auf ihnen abgelagert hat. Denn solange die Luft noch nicht daran gekommen ist, ist es noch ganz weich.«

Unsere Zahnbürste setzte sich übrigens erst in der zweiten Hälfte des neunzehnten Jahrhunderts durch.

Obwohl die Zähne und der Mund also schon in ältesten Zeiten gepflegt wurden, sind uns doch nur recht wenige wirklich brauchbare Rezepte überliefert. Eines davon ist ein Mundwasser, das auch KLEOPATRA verwendet haben soll.

Kleopatras Mundwasser
Bringen Sie achtzig Milliliter destilliertes Wasser zum Kochen und gießen Sie es über dreißig Gramm Anissamen. Bevor Sie die Flüssigkeit abseihen, lassen Sie sie zunächst zugedeckt abkühlen. Nach dem Filtern fügen Sie noch fünfzig Milliliter Rosenwasser und vierzig Milliliter fünfzigprozentigen Alkohol hinzu, dann schütteln Sie alles gut durch. Das Mundwasser wird in eine dunkle Flasche abgefüllt. Geben Sie täglich einige Spritzer davon ins Zahnputzglas.

Fast zweitausend Jahre später verwendete die englische Königin VIKTORIA das folgende Mundwasser.

Königin Viktorias Mundwasser
Das Fleisch einer Zitrone, siebzig Gramm Alaun und siebzig Gramm Salz werden mit einem halben Liter Wasser zum Kochen gebracht und eine Minute lang sieden gelassen. Das Wasser können Sie in eine Flasche abseihen und unverdünnt verwenden.

Statt schäumender Zahnpasten wurde früher Zahnpulver benutzt – das übrigens heute wieder in Mode kommt. Aus Großmamas Zeiten stammt ein einfaches Rezept.

Schwarzes Zahnpulver

»Zwei Teile fein gepulverte Lindenkohle und ein Teil fein gepulverte Kalmuswurzel werden zusammengemischt. Dieses Zahnpulver hält die Zähne schön weiß und stärkt das Zahnfleisch.«

Das Rezept hört sich ein wenig ungewöhnlich an, ist aber sehr empfehlenswert. Das Pulver bewahren Sie am besten in einer flachen Dose auf, aus der Sie es mit der angefeuchteten Zahnbürste entnehmen können.

Die Zahnreinigung mit Pulver empfiehlt auch die bekannte englische Kosmetikerin CLARE MAXWELL HUDSON.

Zahnpulver für Raucher

Vermengen Sie drei Eßlöffel doppeltkohlensaures Natron mit zwei Eßlöffel Salz und füllen Sie die Mischung in ein kleines Töpfchen. Das Zahnpulver entfernt Nikotinflecken.

Eine einfache, aber wirksame Zahnpflege für Raucher empfiehlt der französische Naturheilkundige MAURICE MESSÉGUÉ.

Zahnreinigung für Raucher

»Um die Gelbfärbung der Zähne durch Tee und Nikotin zu vermeiden, reiben Sie Ihre Zähne und auch das Zahnfleisch mehrmals täglich mit einem Stückchen Schale von (biologisch gezogenen) Zitronen ein.«

Ebenso einfach ist sein Rezept gegen ein vielverpöntes Übel.

Mittel gegen Mundgeruch

»In diesem Fall sind die einfachsten Tricks oft die wirksamsten. So lohnt es sich, Kresse-, Eukalyptus- (Saft ausspukken!), Pfefferminz- oder Salbeiblätter oder auch Wacholderbeeren zu kauen. Oder machen Sie Mundspülungen mit einer Abkochung aus Walnußbaumblättern (drei Prisen pro Tasse).«

Die beiden folgenden Rezepte stammen von der schon erwähnten Expertin für Naturkosmetik STEPHANIE FABER:

Eukalyptusmundwasser

Lösen Sie einige Körnchen Menthol in dreißig Gramm neunzigprozentigem Alkohol auf und mischen Sie diese Lösung mit zehn Tropfen Eukalyptustinktur unter siebzig Gramm destilliertes Wasser. Das Ganze wird gut geschüttelt und in eine Flasche abgefüllt.

Vor der Anwendung sollten Sie es etwas verdünnen, ein paar Spritzer auf ein Zahnputzglas Wasser genügen vollauf.

Pfefferminzzahnpulver
Geben Sie dreißig Gramm Schlämmkreide, dreißig Gramm Milchzucker und zehn Gramm Iriswurzelpulver in eine Porzellanschüssel und vermengen Sie sie miteinander. Dann träufeln Sie drei Tropfen Pfefferminzöl hinein und rühren die Mischung mit einem Kochlöffel durch, schütten das Ganze zweimal durch ein feinmaschiges Küchensieb und füllen das feine Pulver ab.

Am besten nehmen Sie dazu eine Flasche, aus der sich das Pulver leicht auf die Zahnbürste stäuben läßt. Sie können es auch in eine verschließbare Dose füllen und beim Zähneputzen die angefeuchtete Zahnbürste in das Pulver drücken.

Die kürzlich verstorbene Schauspielerin LILLI PALMER,, die in den letzten Jahren mit mehreren Buchveröffentlichungen hervorgetreten ist, besaß mit über siebzig Jahren noch alle Zähne. Sie führte dies auf eine gründliche Zahnpflege zurück. Vor Jahren hatte ihr ein Zahnarzt gesagt, sie müsse jeden Tag fünfzehn Minuten lang ihre Zähne pflegen, wenn sie ihre Zähne behalten wolle. »Seitdem tue ich das«, sagte sie. »Ich putze sie gründlich, benutze Zahnseide, hölzerne Zahnstocher und zusätzlich eine Munddusche. Außerdem lasse ich meine Zähne zweimal im Jahr kontrollieren.«

Einen ganz besonderen Trick kennt die amerikanische, bei uns durch die Fernsehserie *Drei Engel für Charlie* bekannt gewordene Schauspielerin FARRAH FAWCETT-MAJORS, deren strahlend weiße Zähne fast so etwas wie ihr Markenzeichen sind.

Farrahs Backpulver zur Zahnpflege
»Abgesehen vom üblichen Putzen nach jeder Mahlzeit, mindestens aber viermal täglich, verwende ich zur Zahnpflege Backpulver, mit dem ich meine Zähne mindestens einmal in der Woche eine Viertelstunde lang poliere.«

3
Traumbäder für die Schönheit

Setzen wir unseren Streifzug zur Entdeckung natürlicher Schönheitsrezepte fort mit einer Betrachtung der Badewannenwonnen, denen die Damen der Antike ebensogern frönten wie die Frauen unserer Zeit. Denn ein Bad ist ja viel mehr als ein Gebot der Sauberkeit – es bietet Entspannung und Erholung, es dient bei entsprechenden Zusätzen und bei der richtigen Wassertemperatur der Gesundheit, es läßt uns Ärger und Sorgen vergessen und regt so manche von uns sogar zur Meditation an.

Diese vielseitige Wirkungsweise schlägt sich auch in der Ausstattung moderner Badezimmer nieder. Nachdem diese jahrzehntelang ein Mauerblümchendasein als bloße Stätten nützlicher Hygiene und notwendiger Reinigung gefristet haben, werden sie nun allgemein als Ort wohliger Entspannung und luxuriöser Körper- und Schönheitspflege neu entdeckt. So werden diese Räume auch nicht mehr ausschließlich funktionell eingerichtet, sondern darüber hinaus mit schönen, geschmackvollen Accessoires, nicht selten sogar mit Pflanzen, Bildern und exklusiven Beleuchtungskörpern und Spiegeln ausgestattet.

Nicht nur körperlich, sondern auch seelisch kann der streßgeplagte Mensch unserer Zeit sich in einem solchen Badezimmer regenerieren – eine Möglichkeit, die zum Beispiel die amerikanische First Lady, NANCY REAGAN, gerne nutzt. Wann immer der Präsidentengattin »etwas über die Leber gelaufen« ist oder sie sich über jemanden geärgert hat, zieht sie sich in ihr Badezimmer zurück. In der mit warmem Wasser gefüllten Wanne führt die Dame von Welt ungeniert Selbstgespräche, bei denen sie ihre Gegner auch lauthals beschimpfen kann. An der Dauer des Bades sei denn auch die Intensität ihres Ärgers abmeßbar, heißt es gerüchteweise in Washington. Anschließend soll NANCY REAGAN strahlend guter Laune dem Bad entsteigen wie ein Phönix aus der Asche.

Bis zur Entwicklung eines Badekomforts, der eine solche Wiederbelebung der Lebensgeister ermöglicht, war es ein weiter Weg. Dabei fing die Weltgeschichte des Badens eigentlich recht gut an: schon in der assyrischen Hochkultur gab es fest installierte Badewannen, und im alten Ägypten badeten selbst die Ärmsten täglich – wenn es nicht anders ging, im Nil – und salbten ihren Körper mit den Essenzen und Ölen, die für sie erschwinglich waren.

In den Häusern der Reichen und selbst in denen der weniger Begüterten befanden sich Badezimmer. Die Badewanne bestand gewöhnlich aus einer ausgehöhlten Steinplatte. Aus großen Krügen gossen Sklaven das Wasser hinein, das in einen großen Topf, der in einer Vertiefung im Boden stand, ablief. NOFRETETES Badezimmer war ein wahrer Kultort der Reinigung. Die Badewanne bestand aus Alabaster, die Wasserkrüge waren kunstvoll verziert, und die Behälter für Öl und Salben waren Kunstwerke, die aus den Werkstätten der bedeutendsten Künstler stammten.

Auch im Griechenland der Antike, wo ja die Körperkultur einen sehr hohen Rang einnahm, wurden Reinlichkeit und Körperpflege sehr geschätzt. Als Griechenland römische Provinz wurde, übernahmen die Römer nicht nur hellenische Bildung und Kunst, sondern auch die Prinzipien griechischer Körperpflege, die sie dann in ihren privaten und öffentlichen Bädern aufs höchste verfeinerten. Diese Bäder waren nicht nur beheizt, sondern hatten bereits fließendes kaltes und warmes Wasser. Die vornehmen Römer verbrachten oft ganze Tage in den öffentlichen »Thermen«, praktizierten die Anwendung von Heißluft und Wechselduschen und salbten und parfümierten sich mit kostbaren Ölen.

Die Germanen, die zwar auch vor kalten Bädern in den heimischen Flüssen nicht zurückschreckten, wußten ein angenehm temperiertes Bad ebenfalls zu schätzen. Von TACITUS hören wir, daß die alten Germanen »gleich nach dem Schlafen, das sie meist bis in den Tag hinein ausdehnen, sich öfters in

Traumbäder für die Schönheit

warmem Wasser baden, weil die meiste Zeit bei ihnen Winter ist«. Die Germanen pflegten ihr Bad in kreisrunden »Kufen« oder auch in ausgehöhlten Baumstämmen zu nehmen, und sie erwärmten das Wasser, indem sie im Feuer erhitzte Steine hineinlegten. Die Römer verdanken ihnen und den Kelten übrigens eines der wichtigsten Badeutensilien: die Seife. Diese wurde erst für eine Art Pomade gehalten, bis schließlich der Arzt GALENOS von Pergamon entdeckte, daß es sich um ein Gemisch aus Fett, Aschenlauge und Kalk handelte, das geeignet war, die Haut weich zu machen und den Schmutz zu lösen.

Das Mittelalter schließlich brachte das Volksbad, wo sich – beaufsichtigt vom »Bader«, der auch fürs Haareschneiden und Zähneziehen zuständig war – in den öffentlichen Badestuben Männlein und Weiblein gemeinsam in hölzernen Wannen tummelten. Man kann sich denken, daß es dabei weniger um die Reinlichkeit als viel mehr um das Vergnügen ging. Familienfeste und Staatsempfänge fanden dort statt und arteten nicht selten in regelrechte Orgien aus. Kein Wunder, daß die Geistlichkeit gegen dieses Treiben wetterte, aus dem die Menschen zwar »mit sauberem Leib, aber mit schwarzer Seele« hervorgingen.

Aber da wurde aus den neuentdeckten Überseegebieten neben Gold und Gewürzen auch eine Krankheit importiert, die für lange Zeit zur »Geißel Europas« werden sollte: die Syphilis. Und bald fürchteten sich die Menschen vor der Ansteckungsgefahr in den öffentlichen Badestuben so sehr, daß diese Einrichtungen nach und nach geschlossen wurden. Dies bedeutete für lange Zeit praktisch das Ende der Wasserhygiene.

Auch die Renaissance brachte keine Rückkehr zur Reinlichkeit. Anstelle von Waschwasser bevorzugten die Damen jede Art von Duftwässern, Dufttüchlein und großen Fächern, die starke Düfte verströmten. Am Hofe der KATHARINA VON MEDICI, der Gemahlin des späteren Königs HEINRICH II. von Frankreich, gab es nicht eine einzige Badegelegenheit. Der Hofsitz mußte mehrfach gewechselt werden, um den durch Unsauberkeit und Gestank unbewohnbar gewordenen Räumen zu entkommen – und das im sechzehnten Jahrhundert!

Auch das Schloß des spanischen Königs enthielt wohl dreitausend Zimmer, jedoch kein Bad. Sahen die Herren ihre Bürger und Bauern beim Baden im Freien - die ärmere Bevölkerung tat dies noch –, so rümpften sie die Nase, denn diese Art der Körperpflege hielten sie für unfein.

Die Reinlichkeit auch der Damen der Barockära bestand hauptsächlich darin, daß sie sich ringsum mit starken, exotischen Parfüms betupften, um die Gerüche der mangelnden Hygiene einigermaßen zu überdecken. Erst die nach der Französischen Revolution aufkommende Mode der Empirezeit – bei der unter anliegenden hauchdünnen Gewändern viel Haut gezeigt wurde - brachte den »feinen Leuten« den Sinn für Hygiene und Sauberkeit wieder bei. Von NAPOLEON ist bekannt, daß er täglich badete und selbst auf seinen Kriegszügen immer eine Lederbadewanne mitführte.

Die Preußen waren in dieser Hinsicht etwas rückständiger, denn jedesmal, wenn König WILHELM I., der spätere deutsche Kaiser, baden wollte – was gewöhnlich einmal wöchentlich geschah –, mußte aus dem Berliner »Hotel de Rome« eine hölzerne Wanne ins Palais geschafft werden. Und von Kaiserin ELISABETH (»Sissy«) von Österreich wird berichtet, daß sie drei Jahre lang kämpfen mußte, bis ihr Gemahl FRANZ JOSEF seine Zustimmung gab, in der Hofburg sowie im Schloß Schönbrunn Badezimmer einbauen zu lassen. Wobei SISSYS Schwiegermama, die Erzherzogin SOPHIE, sich darüber wunderte, daß die Wittelsbacher so schmutzig seien, daß sie »einer ganzen Wanne Wassers« zur Reinigung bedurften ...

Eines der frühesten uns überlieferten Baderezepte stammt von einer chinesischen Kaiserin – aus der Zeit wahrscheinlich um 500 vor Christus –, von der leider weder Name noch Lebensdaten überliefert sind. Ein Gedicht berichtet uns von dem Orangenbad, das sie zu nehmen pflegte:

»Was ist das für ein Geräusch von galoppierenden Hufen und an Pferdehälsen bimmelnden Glocken? Das ist der kaiserliche Kurier, der aus der Ferne mit Orangen für das Bad der Kaiserin herangaloppiert.«

Chinesisches Orangenbad
In der Tat erfrischen Orangen die Haut und wirken überdies leicht antiseptisch. Es empfiehlt sich deshalb bei nicht mehr ganz jugendlicher Haut auch heute noch, ein wahrhaft »kaiserliches« Schönheitsbad zu nehmen, dem der frisch gepreßte Saft von Orangen zugesetzt ist. Einen herrlichen Orangenduft erhält das Bad, wenn Sie zusätzlich einen Spritzer Apfelsinenschalen- oder Pomeranzenschalenöl hineingeben.

Die ägyptische Königin KLEOPATRA, die auf allen Gebieten der Schönheitspflege bestens bewandert war, hatte natürlich auch ein besonderes Baderezept: sie tauchte ihren Körper täglich in ein Mandelmilchbad, das aus einer Mischung von Mandelmilch und Rosenwasser bestand. Jedes Bad kostete ein kleines Vermögen – doch das war für KLEOPATRA kein Problem. Wir dürfen heute ruhig etwas sparsamer dosieren, die pflegende Wirkung des Bades bleibt trotzdem erhalten.

Kleopatras Mandelmilchbad
Fünfzig Gramm geschälte Mandeln werden fein zerrieben oder in der elektrischen Kaffeemühle pulverisiert. Dann wird ein Viertelliter Rosenwasser erwärmt und so viel von der warmen Flüssigkeit unter die geriebenen Mandeln gerührt, daß eine dicke Paste entsteht; nach und nach wird der Rest der Flüssigkeit darunter gerührt. Das Ganze gießen Sie durch ein Tuch ab; pressen Sie das Mandelmus dabei gut aus. Die so entstandene Lotion füllen Sie in eine dunkle Flasche und benutzen sie als Badezusatz. Sie können aber auch nach dem Bad den ganzen Körper damit einmassieren. Mandelmilch ist besonders geeignet zur Pflege trockener Haut.

Von POPPÄA SABINA, der (bereits erwähnten) zweiten Gemahlin des römischen Kaisers NERO, deren Badewanne aus Alabaster heute noch im Museum des Vatikans bewundert werden kann, ist ihre Vorliebe für Milchbäder überliefert. Freilich verwendete sie dafür keine gewöhnliche Milch, sondern Eselsmilch – wozu mehrere hundert Eselinnen gemolken werden mußten. Die Beschaffung und Haltung so vieler Grautiere stieße heutzutage sicherlich auf einige Probleme, gar nicht zu reden von den entstehenden Kosten; doch gewöhnliche Kuhmilch besitzt ebenfalls hervorragende Pflegeeigenschaften.

Poppäas Milchbad
Geben Sie einfach einen oder mehrere Liter Milch ins Badewasser. Ein Milchbad empfiehlt sich besonders zur Pflege trockener Haut.

Poppäa hat auch das Rezept einer Mandel-Milch-Seife gekannt, das hier in zeitgemäß abgewandelter Form vorgestellt werden soll.

Mandel-Milch-Seife
Raspeln Sie fünfzig Gramm Toilettenseife fein (Sie können auch Seifenflocken nehmen). Im Wasserbad schmelzen Sie die Schnitzelchen zusammen mit hundert Gramm weißem Bienenwachs, das Sie gut durchrühren. Erwärmen Sie dann vierzig Milliliter Rosenwasser und rühren Sie dieses mit zwanzig Gramm Magermilchpulver cremig. Dieses Gemisch wird zusammen mit zwanzig Milliliter süßem Mandelöl in die noch heiße Seifenschmelze eingerührt, die Sie unter Rühren erkalten lassen und zu kleinen, runden Bällchen formen.

Die Milch-Mandel-Seife eignet sich besonders gut zur Pflege empfindlicher Haut.

Die schöne Ninon de Lenclos erhielt sich ihr blühendes Aussehen bis ins hohe Alter durch Honigmilchbäder, die sie zur Entschlackung der Haut mit Salz anreicherte.

Honigmilchbad à la Ninon
Ein solches Bad ist ein wahrer Luxus für die Haut und wird denkbar einfach zubereitet: Ein oder zwei Handvoll Salz in die trockene Badewanne geben und heißes Wasser einlaufen lassen. Inzwischen einen Liter Milch erwärmen und eine Tasse Bienenhonig darin auflösen. Die Honigmilch ins heiße Badewasser geben.

Traumbäder für die Schönheit

NELL GWYNN, die Geliebte des englischen Königs CHARLES II., erhielt sich ihre zarte Haut durch Bäder in Regenwasser – ein ebenso simples wie billiges Rezept, das heute allerdings nicht mehr so ohne weiteres zu empfehlen ist, weil Regenwasser inzwischen allzu viele chemische Schadstoffe enthält.

*Nell Gwynns Schönheitsbad
auf zeitgemäße Art*
Sie müssen auf weiches Wasser zur Körperpflege nicht verzichten, es geht auch ohne Regenwasser. Eine Handvoll Borax enthärtet selbst das härteste Leitungswasser.
Bei empfindlicher, aber auch bei fettiger und unreiner Haut ist ein solcher Badezusatz besonders empfehlenswert.

Etwa um die gleiche Zeit, im siebzehnten Jahrhundert, schrieb der englische Gelehrte und Arzt NICHOLAS CULPEPER sein Buch *Arts Master-Piece or the beautifying art of physics,* in dem er neben vielen anderen Schönheitsrezepten auch die folgenden beiden Badezusätze mitteilt.

Ein süß duftendes Bad für edle Frauen
»Nimm Rosen, Zitronenschalen, Zitronenblüten, Orangenblüten, Jasmin, Lorbeerblätter, Rosmarin, Lavendel, Minze, Flohkraut und Quellwasser, von jedem genügend, und siede alles zusammen. Daraus bereite ein Bad, dem fünf Tropfen Nardenöl, fünf Gran* Moschus, drei Gran Ambra, außerdem eine Unze Benzoe zugesetzt werden. Dann lasse man die edlen Frauen ins Bad gehen, am besten zwei Stunden vor dem Essen.«
Moschus und Ambra sind Gerüche, die wir heute nicht mehr als angenehme Düfte empfinden. Nardenöl ist teuer und schwer erhältlich. Sie sollten sich bei der Zubereitung des Bades deshalb auf die Kräuter und auf die Benzoe (pulverisiert) beschränken. Sie können auf das Flohkraut und die Zitronenblüten – beide sind schwierig zu beschaffen – gleichfalls verzichten. Die Kräuter mischen und dosieren Sie nach

---
* 1 Gran entspricht etwa 65 Milligramm; 480 Gran sind 1 Unze, das heißt etwa 31 Gramm.

Belieben, übergießen Sie das Ganze mit kochendem Wasser, lassen Sie es eine Viertelstunde ziehen und geben Sie dann die Flüssigkeit durch ein Sieb ins Badewasser.

Nicholas Culpepers Schönheitsbad
»Nimm je zwei Handvoll Salbei, Lavendel- und Rosenblüten, ein wenig Salz, und koche alles im Wasser oder in einer Lauge; bereite ein nicht zu heißes Bad, in dem der Körper zwei Stunden vor dem Essen gebadet wird.«
Auch bei diesem Rezept gießen Sie den Blütensud durch ein Sieb ins Badewasser.

Nicht allzuviel vom Baden hielt der französische König LUDWIG XV. Es wird behauptet, er habe überhaupt nur einmal in seinem Leben ein Bad genommen. Für seine Mätresse, die schöne MARQUISE DE POMPADOUR, allerdings ließ er sogar eine Badewanne neu installieren, denn sie schwor auf die reinigende und verschönernde Wirkung von Kräuterbädern.

Kräuterbad à la Pompadour
Ein solches Bad setzte sich zusammen aus Lauch, Minze, Lavendel, Thymian und Rosmarin. Lauch (oder Porree) gilt als Aphrodisiakum, aber wegen seines etwas eigenen, zwiebelartigen Geruches sollten Sie in einer Bademischung besser darauf verzichten. Von den übrigen Kräutern übergießen Sie je eine Handvoll mit kochendem Wasser, lassen es eine Viertelstunde ziehen und geben es durch ein Sieb ins Badewasser. Oder Sie füllen die Kräuter in ein Badesäckchen, legen es in die Wanne und lassen das heiße Badewasser darüber einlaufen.

MADAME TALLIEN, die unbestritten faszinierendste Schönheit zu Zeiten Kaiser NAPOLEONS und Gattin des Revolutionärs JEAN LAMBERT TALLIEN, soll tagtäglich in zwanzig Pfund zerstampften Erdbeeren und Himbeeren »gebadet« haben. Während die Frage ungeklärt bleibt, wie sie sich diese Früchte in einem Zeitalter, das die Tiefkühltechnik noch nicht kannte, in der Wintersaison beschafft haben mag, ist die Tatsache unbestritten, daß beide Obstarten Inhaltsstoffe aufweisen, die nicht nur gesundheitsfördernd, sondern auch für die Schönheitspflege von Wert sind. In zerstampften Beeren zu baden ist sicherlich nicht jedermanns Sache; ein solches Erdbeer- oder Himbeerbad läßt sich jedoch auch mit weniger Aufwand zubereiten.

Madame Taillens Beerenbad
Geben Sie den frischgepreßten Saft von ein bis zwei Handvoll Erdbeeren und beziehungsweise oder Himbeeren in die Badewanne und lassen Sie das heiße Wasser darüber einlaufen.
Ein solches Bad wirkt besonders pflegend für trockene Haut.

Auch PAULINE BORGHESE, eine Schwester NAPOLEONS, trieb eine aufwendige Badekultur: sie pflegte in parfümierter Milch zu baden. Ihr Milch-Duftbad läßt sich ebenfalls für heutige Bedürfnisse und Möglichkeiten abwandeln.

Pauline Borgheses Milch-Duftbad
Setzen Sie dem Badewasser einen oder mehrere Liter Milch und einen Spritzer Ihres Lieblingsparfüms zu.
Das wirkt sehr pflegend bei trockener Haut.

Unter dem männlichen Pseudonym GEORGE SAND erregte um die Mitte des neunzehnten Jahrhunderts die Schriftstellerin LUCIE AURORE DUPIN-DUVEDANT mit ihren Romanen und Schriften, mit denen sie sich gegen die Verlogenheit bürgerlicher Moralbegriffe wandte, großes Aufsehen. Es wird berichtet, sie sei nicht besonders schön, jedoch außerordentlich anziehend gewesen; berühmte Männer wie ALFRED MUSSET und FRÉDÉRIC CHOPIN liebten sie. Das folgende Rezept für ein Regenerierungsbad findet sich in ihren Tagebuchaufzeichnungen.

George Sands Honig-Milch-Bad
Geben Sie dreihundert Gramm Salz in die trockene Badewanne und lassen Sie das heiße Wasser einlaufen. Dann fügen Sie einen dreiviertel Liter Milch und zwei Tassen Bienenhonig hinzu.

Ob George Sand damit wohl das Rezept von Ninon de Lenclos für sich abgewandelt hat?

Regelrechte Luxusbäder kannten unsere Großmütter, auch wenn sie nicht von hohem oder höchstem Adel, sondern bloß schlichte Bürgersfrauen waren. Einige dieser Rezepte will ich hier anführen.

Weinbad

»Zwei bis drei Pfund starker weißer Wein werden dem Bad zugesetzt. Statt dessen kann auch ein Pfund Rum oder ein Pfund alter, fuselfreier Branntwein verwendet werden. Die längere Anwendung dieser Bäder verleiht blasser, matter Haut eine gesunde, leichte Röte.«

Rum oder Weinbrand als Badezusatz entspricht heute sicherlich nicht mehr unseren Vorstellungen von angemessener Schönheitspflege. Vielleicht haben unsere tugendhaften Großmütter diese Ingredienzen überhaupt nur verwendet, um heimlich an den »starken Sachen« zu nippen? Wein aber ist unbestritten ein Schönheitsmittel, das bei äußerlicher Anwendung anregend und pflegend besonders für fettige, unreine Haut wirkt. Wirksamer als im Badewasser und sparsamer ist es jedoch, wenn der Wein als Körpertonikum nach dem Bad verwendet und er tropfen- und nicht literweise in die Haut einmassiert wird.

Glyzerinbad

»Setze dem Bad zu: ein Pfund Glyzerin und ein Viertelpfund Orangenblütenwasser. Von der herrlichen Wirkung dieses Bades kann sich nur einen Begriff machen, wer es versucht hat.«

Die »herrliche Wirkung« bleibt auch bei etwas sparsamerer Dosierung erhalten. Vermischen Sie in einer Flasche vier Teile Glyzerin mit einem Teil Orangenblütenwasser. Pro Bad brauchen Sie etwa hundert Gramm dieser Mischung als Badezusatz.

»Komponiertes« Milchbad

»Nimm zwanzig Halbe süße Milch, setze sie dem Bade zu; den Tag vorher nimm ein halbes Pfund Gelatine, löse sie auf

in zehn Halben Wasser; diese Auflösung wird nach dem Zusetzen der Milch ins Bad gerührt; zuletzt folgt ein viertel Pfund einfaches Rosenwasser. Dieses Bad, obwohl kostspielig, hat eine ungemein günstige Wirkung auf die Haut.«
Reduzieren Sie für dieses Bad die Zutaten auf etwa folgende Mengen: vier Liter Milch, fünfzig Gramm Gelatine, gelöst in einem Liter Wasser, fünfundzwanzig Gramm Rosenwasser.
Weniger luxuriös, dafür aber mindestens ebenso wirksam ist der folgende Badezusatz.

Mehlbad à la Großmama
Unsere Großmütter schworen auf das Mehlbad, für das sie insbesondere Hafer- oder Weizenmehl verwendeten. Ein solches Bad hilft, kleine Hautunreinheiten zu beseitigen, und eignet sich auch zur Pflege der trockenen, schuppigen Haut. Nach einem Mehlbad fühlt sich die Haut ganz weich und zart an.
Früher wurde für das Mehlbad Mehl und Wasser zu einem dünnen Teig gerührt und dieser dem Badewasser zugefügt. Diese Art der Zubereitung ist heute wegen der dünnen Abflußrohre, die leicht verstopfen könnten, nicht mehr zu empfehlen. Füllen Sie deshalb dreihundert bis fünfhundert Gramm Weizen- oder Hafermehl – am besten unbehandeltes aus dem Reformhaus – in ein Badesäckchen oder einen alten Perlonstrumpf, der zugebunden wird. Diesen »Mehlsack« legen Sie in die trockene Wanne, dann lassen Sie darüber das Badewasser einlaufen. Den Sack drücken Sie unter Wasser gut aus.
Über Jahrhunderte galt weiße Haut als vornehm, bewies sie doch, daß man es nicht nötig hatte, an der freien Luft zu arbeiten; heute hingegen ist sonnengebräunte Haut »in«. Schon in den zwanziger Jahren, als diese Entwicklung noch kaum begonnen hatte, nahm die französische Schriftstellerin ANAÏS NIN Teebäder, um sonnengebräunt auszusehen. Anaïs Nin, die auch als HENRY MILLERS Muse bezeichnet wird, war bis ins hohe Alter eine Schönheit. Sie starb 1977 im Alter von dreiundsiebzig Jahren.

Anaïs Nins Teebad

Ein solches Bad ist einfach zuzubereiten: Sie müssen nur eine Kanne sehr starken schwarzen Tee ins Badewasser geben. Oder Sie legen einige Teebeutel in die Badewanne und lassen das Badewasser darüber einlaufen. Noch wirksamer sind Einreibungen mit schwarzem Tee. Diese empfehlen sich besonders, wenn blasse Beine im Sommer eine hübsche Bräune erhalten sollen.

Für die Erfrischung alternder Haut hatte OLGA TSCHECHOWA, die sich als Schauspielerin und als Herstellerin von Kosmetika gleichermaßen einen Namen machte, den folgenden Tip parat: »Sollte Ihre Haut wirklich schon die allererste Jugendfrische eingebüßt haben, dann versuchen Sie einmal das Kalmusbad.«

Kalmusbad nach Olga Tschechowa

Dreihundert Gramm Kalmuswurzeln werden zerschnitten und in drei Liter kaltes Wasser gegeben. Den Sud aufkochen lassen und nach einer Viertelstunde durch ein Sieb dem Badewasser zusetzen.

Auch zwei sehr angenehme Badezusätze, die STEPHANIE FABER, Expertin in Sachen Naturkosmetik und Autorin zahlreicher Bücher zu diesem Thema empfiehlt, sollen hier mitgeteilt werden.

Stephanie Fabers Potpourri-Badeöl

Ein Teelöffel Zitronenöl, ein Teelöffel synthetisches Apfelblütenöl, ein Teelöffel synthetisches Pfirsichöl, ein Teelöffel synthetisches Rosenöl, achtzig Gramm reines Pflanzenöl und ein Eßlöffel Tween 80 werden in eine hundert Gramm fassende dunkle Glasflasche gefüllt und kräftig geschüttelt. Wer statt der angegebenen Duftmischung andere Öle bevorzugt, kann sie nach Belieben austauschen. Es eignen sich beispielsweise Mischungen mit Lavendel und grünem Gras, Fleur de Nepal und Rose, Erdbeere und Zitrone, Veilchen, Geranie und Iris. Die bezaubernde Duftmischung von Blüten und Zitrone macht das Baden zu einem wohltuenden Genuß. Die aromatischen Blütendüfte wirken anregend und belebend und hinterlassen auf der Haut einen angenehmen Duft. Deshalb ist dieser erfrischende Badezusatz vor allem für das morgendliche Bad zu empfehlen.

Stephanie Fabers Pfirsichbadesalz
Ein Pfund Küchensalz wird in eine große Schüssel gefüllt. Dann werden drei Teelöffel synthetisches Pfirsichöl in zwanzig Gramm siebzigprozentigem Alkohol aufgelöst. Diese Mischung rühren Sie portionsweise mit einem Kochlöffel unter das Salz. Zuletzt fügen Sie einen Teelöffel gemahlenen Zimt hinzu. Das Ganze lassen Sie eine halbe Stunde offen stehen und füllen es dann in eine verschließbare Flasche mit breiter Öffnung ab.
Dieses Badesalz verbreitet einen herrlichen Duft. Das Zimtpulver färbt das Badesalz leicht rosa, und dadurch entsteht in Verbindung mit dem Pfirsicharoma eine bezaubernde Duft- und Farbharmonie. Pro Bad nehmen Sie ungefähr hundert Gramm Salz.

Ebenfalls um die Naturkosmetik verdient gemacht hat sich Dr. med. EDITH LAUDA, die Verfechterin einer Ismakogie genannten Schönheitsgymnastik. Sie empfiehlt ein Schönheitsbad, das aus Großmutters Rezeptbuch stammt.

Hefebad nach Edith Lauda
»Hefe, gewöhnlicher Bäckergerm, wird mit Wasser zu einem Brei angerührt, etwas stehengelassen und dann in einem Leinensäckchen in die Badewanne gehängt. Die wohltuende Wirkung dieses Wundermittels ist tatsächlich für unsere Haut und unseren Organismus enorm!«

Der amerikanische Ernährungsfachmann GAYELORD HAUSER ist nicht nur Experte für Gesundheitskost, sondern auch für Schönheitspflege. Viele Stars vertrauen seinem Rat. Auch Badetips gibt er.

Gayelord Hausers Öl-Milch-Bad
Mischen Sie eine halbe Tasse Milch, einen halben Eßlöffel Olivenöl und nach Belieben duftende Zusätze wie Rosen- oder Lavendelöl und gießen Sie alles ins einlaufende Bade-

wasser. Dieses Bad eignet sich hervorragend für trockene Haut.

Römisches Ölbad nach Gayelord Hauser
Verrühren Sie in einer Flasche einen viertel Liter Sesam- oder Olivenöl mit einem Eßlöffel flüssigem Shampoo und einem halben Teelöffel Rosen- oder Lavendelöl (Sie können auch Ihr Lieblingsparfüm nehmen). Schütteln Sie die Flasche jedesmal vor dem Gebrauch kräftig und setzen Sie dem Bad zwei Teelöffel Flüssigkeit zu.

Nach amerikanischem Vorbild begründete die Kosmetikerin GERTRAUD GRUBER im Jahr 1955 am Tegernsee die erste deutsche Schönheitsfarm. Eine besondere Spezialität dieses Instituts für die Hautpflege ist ein Buttermilchbad.

Gertraud Grubers Buttermilchbad
»Einmal die Woche genommen, verspricht es eine glatte, gut durchblutete Haut. Man hole sich, möglichst aus der Molkerei, drei Liter frische Buttermilch. Natürlich bekommt man sie auch abgepackt im Lebensmittelladen oder getrocknet als Extrakt. Die Wanne wird mit heißem Wasser (höchstens fünfunddreißig Grad Celsius) gefüllt und die Buttermilch hineingegossen, dann verteilt. Zehn bis fünfzehn Minuten darf das Bad dauern, dann wickelt man sich in ein Badetuch und legt sich zwanzig Minuten ins Bett. Ein saurer Buttermilchgeruch bleibt nicht zurück.«

Die Schauspielerin NADJA TILLER hat für sich dieses Rezept noch erweitert und empfiehlt eine Buttermilch-Öl-Kur.

Nadja Tillers Buttermilch-Öl-Kur
Vor dem Baden massiert sie den ganzen Körper mit Olivenöl ein, insbesondere die Füße und die Ellenbogen. Dann gießt sie drei Liter Buttermilch ins heiße Badewasser und steigt hinein.
Die Verbindung von Öl, Buttermilch und heißem Wasser ist eine ideale Pflege für trockene Haut.

Traumbäder für die Schönheit

»Ich verwöhne mich gerne mit Sachen, die mir Spaß machen – das sind Streicheleinheiten für die Seele«, meint die Schauspielerin KRISTINA VAN EYCK. Baden zum Beispiel ist für sie ein ästhetisches Vergnügen. Am liebsten mag sie Saunabäder, weil sie sich hinterher wie neugeboren fühlt. Aber Sie können auch ohne Sauna so richtig ins Schwitzen kommen.

Kristina van Eycks finnisches Bad
»Erster Durchgang: Duschen Sie lauwarm und reiben Sie den ganzen Körper mit einem Rauhfaserhandschuh ab. Das öffnet die Poren, beschleunigt den Kreislauf und macht Sie wohlig warm.
Zweiter Durchgang: Wickeln Sie sich in ein großes heißes Badelaken, geben Sie ein kuscheliges Badehandtuch darüber und decken Sie sich mit mehreren Wolldecken zu. Sie glauben gar nicht, wie Sie ins Schwitzen kommen!
Dritter Durchgang: Nach zehn Minuten steigen Sie in die Badewanne, die Sie vorher mit sehr kaltem Wasser gefüllt haben. Anschließend sollten Sie mindestens fünfzehn Minuten ausruhen und das Ganze wiederholen. Wichtig: Die Ruhepausen unbedingt einhalten, weil der Kreislauf sonst schlappmacht!«

Auch für JANE FONDA bedeutet Baden gleichzeitig Seelenmassage, vor allem, wenn sie Duftbäder verwendet.

Jane Fondas Duftbäder
»Heiße Bäder helfen mir gegen so ziemlich alles, sogar gegen schlechte Laune. Ich schlafe besser danach und genieße es sehr, stundenlang in wohlriechenden Essenzen zu schwelgen. Meine Lieblingsdüfte sind Sandelholz, Nelken, Tabak und orientalische Moschusparfüms.«
Nach dem Bad behandelt JANE FONDA ihren Körper mit einem Massageschwamm; die Schultern, die Arme und die Beine werden kräftig abgerieben: »Das entspannt die Muskulatur, sorgt für gute Durchblutung und reine, straffe Haut.«

Erfrischung sucht SYDNE ROME in der Badewanne. Sie empfiehlt deshalb ihr Zitronenbad.

Sydne Romes erfrischendes Zitronenbad

»Mein Rezept ist einfach, bequem und billig. Ich schneide acht große Zitronen in dicke Scheiben, übergieße sie in einer Schüssel mit kochendem Wasser und lasse das Ganze eine Viertelstunde ziehen. Dann schütte ich Scheiben und Sud ins Badewasser und fühle mich nach zwanzig Minuten wie neugeboren.«

Die Zitronenscheiben sollten Sie besser in ein Badesäckchen oder in einen alten Perlonstrumpf stecken, sie lassen sich dann leichter herausfischen.

Die Schauspielerin KATHARINA JAKOBS ist begeistert von der selbstgemachten Kosmetik nach Großmutters Rezepten; davon kennt sie eine ganze Reihe.

Katharina Jakobs' Kräuterbäder

»Gut, wenn man nicht einschlafen kann, sind Melissebäder (Wassertemperatur zwischen dreißig und fünfunddreißig Grad Celsius). Durchblutend wirken Lavendel und Rosmarin. Hervorragend bei unreiner Haut sind Kamillebäder. Die Kräuter kaufe ich im Reformhaus.«

»Gutes Aussehen – das ist mein Kapital«, meint der englische Filmstar JANE BIRKIN. »Deshalb verbringe ich mindestens eine Stunde täglich im Bad. Wenn ich müde und abgespannt bin, mich nervös oder abgehetzt fühle, Liebeskummer oder kalte Füße habe, dann fühle ich mich in der Badewanne getröstet.«

In der kühlen Zeit mag sie Kräuterbäder besonders gern (etwa Thymian oder Eukalyptus), weil sich die ätherischen Öle über die Atemwege wohltuend auf den ganzen Organismus auswirken.

Jane Birkins Kräuterbäder

Jane Birkins Tip: Für ein Kräuterbad brauchen Sie etwa zweihundert Gramm getrocknete Kräuter. Diese übergießen Sie mit einem Liter kochendem Wasser und lassen sie zugedeckt zwei bis drei Minuten ziehen. Wichtig: Geben Sie den Sud erst unmittelbar vor dem Bad ins Wasser, weil ätherische Öle flüchtig sind.

Traumbäder für die Schönheit

CHRISTIE BRINKLEY, erfolgreiches Fotomodell aus Amerika und neuerdings auch Autorin von Kosmetik-Bestsellern, setzt auf Milchbäder. »Danach hat die Haut Seidenglanz«, schwärmt sie. Ihr Rezept klingt altbekannt.

Milchbad à la Christie Brinkley
»Schütten Sie zwei Liter Milch, ein Pfund Salz und eine Tasse Honig in die leere Wanne, lösen Sie das Gemisch mit dem Duschstrahl auf und lassen Sie dann das Wasser normal einlaufen.«
Falls Sie es weniger aufwendig mögen: Alles, was sich »Milchbad«, »Milkbath« oder »Bain de Lait« nennt, enthält einen Mindestanteil an Milchauszügen.

LINDA EVANS leistet sich mindestens einmal pro Woche ihr besonderes Wonnebad.

Linda Evans' Schönheitsbad
»Ich aale mich zwanzig Minuten lang in einem Maiglöckchenöl-Wassergemisch.«
Parfümöl mit Maiglöckchenduft erhalten Sie in Boutiquen und Indiengeschäften. Mischen Sie etwa fünf Gramm dieses Duftöls mit hundert Gramm Olivenöl und geben Sie einen Spritzer davon ins Badewasser. Die Mischung vor Gebrauch gut schütteln!

Die italienische Sängerin MILVA, bekannt geworden als Interpretin anspruchsvoller Chansons, benutzt zum Baden Rosenöl.

Milvas Rosenölbad
Für alle, die es nachmachen wollen: einfach ein paar Tropfen (echtes oder synthetisches) Rosenöl ins Badewasser geben.

Für Rosenbäder begeistert sich auch die Münchner Schauspielerin CLEO KRETSCHMER. »Rosenbäder machen einfach glücklich! Wie man sie macht? Hier die Gebrauchsanweisung.«

Rosenbäder à la Cleo Kretschmer
»Nehmen Sie etwa hundert frische Rosen, entblättern Sie sie und streuen Sie die Rosenblätter aufs wohltemperierte

> Badewasser (nicht heißer als sechsunddreißig Grad Celsius) und verbrennen Sie ein gutes halbes Dutzend Räucherstäbchen. Ganz wichtig: die richtige Begleitmusik, möglichst etwas Romantisches.«
> Und danach garantiert CLEO herrliche Träume... Doch den meisten Frauen wird es um all die schönen Rosen leid tun. Zwei Handvoll getrocknete Rosenblüten, in ein Badesäckchen gefüllt, über dem das heiße Wasser einläuft, pflegen die Haut ebensogut!

Wer nur ungern großen Aufwand beim Baden treibt und trotzdem gepflegt sein möchte, kann sich an die folgenden Tips halten. JEAN SHRIMPTON, das berühmteste Fotomodell der sechziger Jahre, ist noch heute eine schöne Frau. Für ihr Aussehen tut sie erstaunlich wenig; sie pflegt ihre Haut nur mit Ölbädern.

> *Jean Shrimptons Ölbäder*
> »Wenn ich das Gefühl habe, meine Haut sei zu trocken, dann schütte ich ein bißchen Öl ins Badewasser. Mehr tue ich nicht.«
> Geeignet sind dafür alle Pflanzenöle, zum Beispiel Olivenöl, Weizenkeimöl oder süßes Mandelöl.

Noch unkomplizierter ist die Methode, auf die DORIS DAY schwört. »Wie kommt es«, fragte eine Reporterin der amerikanischen Frauenzeitschrift *Ladies' Home Journal* die beliebte Schauspielerin und Sängerin, »daß Sie stets so hübsch und frisch aussehen, als würden Sie dreimal täglich duschen?« »Weil ich dreimal täglich dusche«, lautete die lakonische Antwort.

4
Eine Haut wie Samt und Seide

Welche Frau hätte nicht gerne eine Haut, die einlädt zum Streicheln, zu zärtlichen Berührungen? Dieser Wunsch ist wohl so alt wie die Menschheit, denn die Frauen aller Zeiten erprobten Balsame und Cremes, Wässer und Lotionen, um den Wunschtraum von einer Haut wie Samt und Seide Wirklichkeit werden zu lassen.

Aus dem alten Ägypten sind uns die ersten Rezepte zur Körperpflege überliefert. Dort ließen sich die vornehmen Damen ihren Körper nach jedem Bad von Sklavinnen mit duftenden Ölen und Essenzen einreiben. Für jeden Körperteil gab es einen besonderen Duft: Pfefferminze für die Arme, Majoran für die Haare und die Augenbrauen, Thymian für die Knie und den Nacken, Myrrhe für die Schenkel und die Fußsohlen, Palmöl für das Kinn und den Busen.

Die ägyptische Königin NOFRETETE, deren bezaubernde Modellbüste im Berliner Kunstmuseum uns einen Begriff von der raffinierten Kosmetik jener Zeit vermittelt, salbte ihren Körper nach dem Bad mit einem speziell für sie »komponierten« Körperöl.

Nofretetes Schönheitsöl
Diesem Öl waren Essenzen aus Rosen, Lilien, Lotus und anderen Blumen beigemischt, und natürlich fehlte auch nicht die in ägyptischen Pflegemitteln allgegenwärtige Myrrhe.
Ohne großen Aufwand läßt sich heute ein ähnliches, wahrhaft königliches Öl herstellen. Lotusblüten sind in unseren Breiten sicherlich nicht leicht zu beschaffen, und auch Lilienblüten werden in Apotheken kaum geführt, aber diese wachsen zumindest in manchen heimischen Gärten. Geben

Sie zwei Handvoll Blüten Ihrer Wahl – frisch oder getrocknet, aus der Apotheke oder aus dem eigenen Garten (unbedingt auf chemische Spritzmittel verzichten!) – sowie etwas zerstoßene Myrrhe in ein Gefäß mit weitem Hals und übergießen Sie die Blüten mit reinem Olivenöl, bis sie bedeckt sind. Das Glas verschließen Sie luftdicht und lassen die Mischung zwei Wochen lang an einem warmen, sonnigen Platz ziehen. Dann gießen Sie sie durch ein Mulltuch ab – dabei die Pflanzenrückstände gut auspressen – und füllen das duftende Öl in eine Flasche.

NOFRETETE wird außerdem bereits ein kosmetisches Verfahren gekannt haben, das heute zu den Errungenschaften neuzeitlicher Schönheitspflege gezählt wird: das Peeling, eine Art Rubbelmaske für den ganzen Körper, die die Haut zart und rein macht. Auf einem 1550 vor Christus entstandenen Papyrus – dem berühmten *Papyrus Ebers* – ist das Rezept dafür angegeben.

Altägyptisches Körperhaut-Peeling
Es besteht aus je einem Teil Alabastermehl, Natron, Seesalz und Honig. Das alles wird gut miteinander verrührt und auf den Körper aufgetragen. Wenn die Masse angetrocknet ist, wird sie sachte abgerubbelt; anschließend baden oder duschen Sie.
Das Alabastermehl der antiken Rezeptur läßt sich sehr gut durch Seesand-Mandelkleie ersetzen.

Von den Ägyptern haben die Israeliten sicherlich, neben anderen Dingen, auch mancherlei Schönheitsrezepturen übernommen. Im *Alten Testament* finden sich detaillierte Rezepte zum Beispiel für Salböle, die allerdings im wesentlichen für kultische Zwecke benutzt wurden.
Aber auch von den zu Unrecht nur als Barbaren bekannten Persern konnte man vieles über die Schönheitspflege lernen. So verbrachte die schöne Jüdin ESTHER, bevor sie die Gemahlin des mächtigen Perserkönigs XERXES wurde, ein ganzes Jahr auf einer Art Schönheitsfarm: ».. . denn ihr Schmücken benötigte

soviel Zeit, nämlich sechs Monate mit Balsam und Myrrhe und sechs Monate mit guter Spezerei.« Es ist überliefert, daß es sich bei den Spezereien unter anderem um Kalmus, Zimt, Kassia und Weihrauch handelte, und so können wir noch heute diesen Balsam selbst herstellen.

Königin Esthers Körperbalsam
Übergießen Sie je eine Handvoll Kalmuswurzeln, Zimtrinde, Kassiablüten und je eine Prise zerstoßenen Weihrauch und zerstoßene Myrrhe mit so viel Olivenöl, daß alle Kräuter gut bedeckt sind. Lassen Sie das Ganze zwei Wochen lang in einem luftdicht verschlossenen Gefäß ziehen; danach gießen Sie es durch ein Mulltuch ab (dabei die Pflanzenrückstände gut auspressen), fügen Sie dann ein paar Tropfen Rosenöl (echtes oder synthetisches) hinzu und füllen Sie das Öl in eine dunkle Flasche ab.

Ganz ähnlich setzte sich das berühmte »Sussineum« der Kaiserin POPPÄA SABINA zusammen. POPPÄA, die Gemahlin des berühmt-berüchtigten Kaisers NERO, starb während der Schwangerschaft an einem Fußtritt, den Nero ihr versetzt hatte. Aus Trauer über ihren Tod ließ NERO ein ganzes Jahr lang zu ihrem Andenken Weihrauch und duftende Kräuter verbrennen.

Körperöl »Sussineum«
Zwei Handvoll Lilienblüten und beziehungsweise oder zerkleinerte Lilienwurzeln, etwas Zimtrinde, etwas zerstoßene Myrrhe und ein bis zwei Safranfäden werden mit so viel Olivenöl übergossen, daß die Kräuter ganz bedeckt sind. (Da Safran sehr teuer ist, können Sie auf diesen Bestandteil gegebenenfalls verzichten.) In einem luftdicht verschlossenen Gefäß muß die Flüssigkeit zwei Wochen lang ziehen (währenddessen öfters schütteln), dann seihen Sie sie durch ein Mulltuch ab, wobei Sie die Pflanzenrückstände gut auspressen. Im Wasserbad lösen Sie ein bis zwei Eßlöffel Honig auf und rühren sie unter das Öl. Die Mischung wird in eine dunkle Flasche abgefüllt.

Aus dem Orient brachten im Mittelalter die Kreuzfahrer eine arabische Erfindung nach Europa mit, die auch für die Kosmetik große Bedeutung hatte: die Herstellung reinen Alkohols. Als Duftträger und als desinfizierendes und konservierendes Mittel wurde der Alkohol bald unentbehrlich. Mit diesem Grundstoff fanden auch viele Schönheitsrezepte aus den orientalischen Frauengemächern Eingang in die mitteleuropäischen Kemenaten. Eines der berühmtesten war das Damaszener Wasser, auch Aqua Damascena oder Engelwasser genannt.

Damaszener Wasser
»Nehmt ein Quintlein von der besten Benzoe, anderthalb Lot rektifizierten Spiritus (gereinigter Weingeist), ein halbes Quintlein Sperma Ceti (Walrat), mischt es gut miteinander in einer Phiole und setzt es an einen passenden Ort, damit sich daraus die hochrote Tinktur bildet, die aufbewahrt wird.* Und wenn ihr sie gebrauchen wollt, so vermischt sie mit folgendem Wasser: Nehmt fünf Quintlein wohlriechendes Rosenwasser, ein halbes Lot Lavendelwasser, zehn Gran Moschi Alexandri, acht Gran des besten Zibets, sechs Gran Ambrae Gryeae, mischt alles gut miteinander und gebt es in eine Flasche; und wenn ihr es verwenden wollt, vermischt ihr es mit der vorhergehenden Benzoetinktur, daß es wie Milch wird. Dieses gibt der Haut einen sehr lieblichen Geruch und macht sie weiß.«

Die schweren Düfte von Zibet, Ambra und Moschus empfinden wir heute nicht mehr als angenehm, eher das Gegenteil ist der Fall; deshalb sollten diese Bestandteile besser weggelassen werden. Das Rezept sähe dann so aus: Vier Gramm Benzoe und zwei Gramm Walrat werden in fünfundzwanzig Gramm neunzigprozentigem Alkohol aufgelöst. Diese Flüssigkeit übergießen Sie mit zwanzig Gramm Rosenwasser und zehn Gramm Lavendelwasser (siehe nächstes Rezept).

---
* Ein Quintlein (= Quentchen) entspricht etwa einer Prise (4 Gramm). 1 Lot sind etwa 16 Gramm, 1 Gran etwa 65 Milligramm.

Auch der frommen Äbtissin HILDEGARD VON BINGEN waren die schwülstigen Düfte aus dem Morgenland zuwider. So kreierte sie einen frischen, »sauberen« Duft und braute das erste Lavendelwasser, wobei ihr der neuentdeckte Alkohol sehr zustatten kam. Hier das für unsere Zeit zurechtgemachte Rezept.

Hildegards Lavendelwasser
Eine Handvoll Lavendelblüten mit zweihundert Gramm neunzigprozentigem Alkohol übergießen. In einem luftdicht verschlossenen Gefäß zwei Wochen lang ziehen lassen. Durch Kaffeefilterpapier abseihen, den Lavendelgeist mit hundert Gramm destilliertem Wasser aufgießen.
Ein herrlich duftendes Tonikum zum Einreiben nach dem Bad oder am frühen Morgen!

Im dreizehnten Jahrhundert lebte die Königin ELISABETH VON UNGARN, die so schön war, daß der achtzehnjährige Polenkönig sich in sie verliebte und sich schließlich mit ihr vermählte – Elisabeth war zu der Zeit immerhin siebzig Jahre alt! Ihre Schönheit und Jugendfrische bewahrte sie sich mit einem Kräuterwasser, mit dem sie sich täglich von Kopf bis Fuß einrieb. Das Rezept ihres »Ungarnwassers«, das auch Königinnenwasser oder Eau de la Reine genannt wurde, soll ihr ein Engel verraten haben, der ihr im Traum erschienen war.

Elisabeths Ungarnwasser
Sie brauchen dafür hundert Gramm Rosmarin, dreißig Gramm Zitronenmelisse, dreißig Gramm Pfefferminze und die zerkleinerte Schale von je einer Orange und einer Zitrone. Diese Zutaten werden mit so viel neunzigprozentigem Alkohol aufgegossen, daß sie bedeckt sind. Lassen Sie die Mixtur in einem luftdicht verschlossenen Gefäß zwei Wochen lang ziehen; dann seihen Sie sie durch Kaffeefilterpapier ab und füllen mit der gleichen Menge Rosenwasser auf.

LUCREZIA BORGIA war durchaus nicht das giftmischende Ungeheuer, zu dem sie die Fama stilisiert hat. Vielleicht ist der Grund für die üble Nachrede, die sich über Jahrhunderte gehalten hat, darin zu suchen, daß sie die natürliche Tochter eines Papstes war und überdies ihren Bruder sehr liebte. Ihr Lebenswandel war, wie man heute weiß, untadelig, und sie wurde von Hof und Volk geliebt. Böse Zungen begründeten ihren schlechten Ruf. Lucrezia war nicht nur eine äußerst kluge, sondern auch eine sehr schöne Frau.

Viele Schönheitsmittel, mit denen sie sich pflegte, wurden uns überliefert, so unter anderem eine Salbe, die für die Anwendung nach dem Bad bestimmt ist.

Lucrezia Borgias Schönheitssalbe

Schmelzen Sie fünf Gramm weißes Wachs im Wasserbad, fügen Sie fünfzig Gramm süßes Mandelöl hinzu und erwärmen Sie alles nochmals leicht. Geben Sie anschließend ein paar Tropfen Rosenöl und je eine Prise geriebene Muskatnuß und Gewürznelke dazu. Mit dem Mixer rühren Sie das Gemisch so lange, bis es vollkommen erkaltet ist.

Auch DIANE VON POITIERS, die einflußreiche Geliebte des französischen Königs HEINRICH II., besaß ihre eigenen Schönheitsgeheimnisse. Daß sie diese mit größtem Erfolg anwandte, beweisen zeitgenössische Gemälde, die sie völlig hüllenlos zeigen. Bis ins hohe Alter pflegte die berühmte Schöne sich mit Rosenessig.

Dianes Rosenessig

Hundert Gramm duftende, möglichst frische Rosenblätter werden mit zweihundert Gramm Obstessig übergossen. Das Ganze lassen Sie eine Woche lang in einem luftdicht verschlossenen Gefäß ziehen, danach seihen Sie es durch ein Mulltuch ab (pressen Sie dabei die Pflanzenrückstände gut aus) und füllen es mit hundert Gramm Rosenwasser auf.

Füllen Sie den Essig in eine Flasche ab und benutzen Sie ihn täglich zur Körperpflege.

Eine reizvolle Variante dieses Schönheitswassers kannte die Salon- und Lebedame NINON DE LENCLOS, die zeitgenössischen Berichten zufolge bis ins hohe Alter jugendlich und begehrenswert blieb.

Ninons Orangen-Rosenwasser
Hundert Gramm Rosenwasser werden mit vierzig Gramm abgefiltertem Orangensaft und zehn Gramm Obstessig vermischt und, in eine Flasche abgefüllt, an einem kühlen und dunklen Ort aufbewahrt.

Die fromme MADAME DE MAINTENON war nicht nur eine geschickte Intrigantin – immerhin gelang es ihr, von der Mätresse zur zweiten Gemahlin des »Sonnenkönigs« LUDWIG XIV. aufzusteigen –, sondern sie war auch äußerst anziehend und wußte sich zu pflegen. Der hier folgende Lavendelessig soll ein fester Bestandteil ihrer Morgentoilette gewesen sein.

Lavendelessig à la Maintenon
Schütten Sie fünfzig Gramm Lavendelblüten in ein weithalsiges Gefäß. Erhitzen Sie hundert Milliliter Weinessig (nicht zu heiß werden lassen, sonst platzt das Glas) und gießen Sie ihn über die Blüten. Die Flüssigkeit lassen Sie luftdicht verschlossen drei Tage lang ziehen und gießen sie dann durch Kaffeefilterpapier ab. Das Ganze wird noch mit zweihundert Millilitern Hamameliswasser und einem Eßlöffel Bienenhonig vermischt.

Die schöne Gräfin MARIA AURORA VON KÖNIGSMARCK verstand die Gunst zweier Könige auf sich zu ziehen: sie war zunächst die Geliebte König GEORGS I. von Hannover, danach die Mätresse Königs AUGUSTS DES STARKEN von Sachsen. Ihr Geheimrezept: tägliche Gurkenwaschungen von Kopf bis Fuß.

Maria Auroras Gurkenwasser
Eine halbe Salatgurke wird gerieben, durch ein Mulltuch gepreßt und die aufgefangene Flüssigkeit mit hundert Milliliter Orangenblütenwasser, dreißig Milliliter abgefiltertem Zitronensaft und zehn Milliliter süßem Mandelöl gemischt. Das Ganze füllen Sie in eine dunkle Flasche, die kühl und dunkel gelagert werden muß. Vor Gebrauch kräftig schütteln.

Die glutäugige Tänzerin LOLA MONTEZ war zwar nicht adliger Abkunft, sondern höchst zweifelhafter Abstammung, doch ihr gelang es, König LUDWIG I. von Bayern so zu bezirzen, daß er seine Liebe zu ihr schließlich mit dem Verzicht auf den Thron bezahlen mußte. Sie bevorzugte ein Körperöl, das sie sich aus Rehschmalz, Olivenöl und Wachs zusammenstellen und mit Rosenwasser und Kognak parfümieren ließ.

Rehschmalz wird sich kaum beschaffen lassen, aber Sie können für das Rezept auch ungesalzenes Schweineschmalz verwenden, das ja in der Hautpflege vergangener Jahrhunderte seinen festen Platz hatte.

Körperöl der Lola Montez

Schmelzen Sie im Wasserbad vierzig Gramm weißes Wachs und hundert Gramm ungesalzenes Schweineschmalz, das Sie aus Flomenfett (Nierenfett) auslassen können. Geben Sie achtzig Gramm Olivenöl dazu und erwärmen Sie das Ganze nochmals. Dann geben Sie etwas erwärmtes Rosenwasser hinzu und rühren so lange, bis das Öl erkaltet ist. Sie können nach Belieben auch noch etwas Kognak dazugeben.

Das nächste Rezept stammt ebenfalls von einer Tänzerin, nämlich von ISADORA DUNCAN. Ihre Methode ist ebenso einfach wie wirkungsvoll.

Salzfriktion nach Isadora Duncan

Nehmen Sie einfach grobes Salz, mit dem Sie sich täglich den Körper abreiben. Während Salz sich zur Körperpflege hervorragend eignet, denn es durchblutet die Haut und schilfert Schüppchen und Hautunreinheiten ab, sollten Sie es zur Behandlung der sehr viel zarteren Gesichtshaut besser nicht anwenden.

OLGA TSCHECHOWA verrät das Rezept für ein Hautfunktionsöl.

Olga Tschechowas Hautfunktionsöl

Dreihundertfünfzig Gramm Vaseline, einhundertfünfzig Gramm Kakaobutter und drei Gramm Lanolinanhydrid werden im Wasserbad geschmolzen. Fügen Sie einhundert Gramm Olivenöl hinzu und erwärmen Sie das Ganze nochmals leicht. Anschließend rühren Sie die Flüssigkeit so

Eine Haut wie Samt und Seide

lange, bis sie erkaltet ist. Wer mag, kann ein paar Tropfen Parfümöl unterrühren.

Auf Obstessig zur Körperpflege schwört SYDNE ROME, die JANE FONDAS Aerobic-Gymnastik in Deutschland populär gemacht hat.

*Bürstenmassage mit Obstessig
nach Sydne Rome*
Bürsten Sie jeden Morgen nach einer Wechseldusche den ganzen Körper mit Obstessig ab. Das vertreibt die Müdigkeit, regt den Kreislauf an und hält stundenlang fit.

CHARLOTTE RAMPLING, die in Paris lebende englische Schauspielerin, pflegt ihren Körper mit einer Zitronenlotion.

Zitronenlotion nach Charlotte Rampling
Dazu wird reines Glyzerin mit frisch gepreßtem, abgefiltertem Zitronensaft vermischt.

Man nennt sie die »französischste aller englischen Schauspielerinnen«: JANE BIRKIN. Da sie extrem trockene Haut hat, empfiehlt sie Cremepackungen für den ganzen Körper.

Jane Birkins Cremepackung
Cremen Sie sich nach jedem Bad von Kopf bis Fuß »fingerdick« mit einer feuchtigkeitshaltigen Körpercreme ein. Wichtig: Die Creme muß eine Stunde lang unter einem Handtuch in die Haut einziehen.

Die Hauptdarstellerin des französischen Filmhits *Emanuelle* SYLVIA KRISTEL meint, daß es kaum etwas Sinnlicheres gibt als eine weiche, samtige Haut. Deshalb verwendet sie zum Baden duftende Öl- und Cremezusätze, die Fette enthalten und ein Austrocknen der Haut verhindern. Einmal wöchentlich macht sie eine Körperpackung gegen trockene Haut.

Sylvia Kristels Kartoffelpackung
Ein bis zwei Pfund heiße Pellkartoffeln werden zerdrückt und mit Milch und Eigelb zu einem Brei vermischt. Dieser wird noch warm auf die besonders trockenen Hautstellen – zum Beispiel auf Schultern, Oberarme, Dekolleté – aufge-

tragen. Die Packung soll unter warmen Kompressen einwirken. Nach dem Abnehmen der Packung nehmen Sie ein Bad oder eine Dusche.

An selbstentwickelten Pflegemitteln hat auch die attraktive SENTA BERGER Spaß. Als besonders wirksam für die Körperpflege empfiehlt sie ein Peeling aus Salz und Milch.

Salz-Milch-Peeling nach Senta Berger
»Zwei Handvoll Salz werden mit etwas Milch zu einem dickflüssigen Brei verrührt. Mit diesem wird der ganze Körper abgerubbelt – danach ist die Haut zart und geschmeidig.«

Eine schöne zarte Haut erhält man auch mit dem Rezept von SOPHIA LOREN.

Sophia Lorens Honigpackung
Reiben Sie sich ab und zu den ganzen Körper mit Honig ein, lassen Sie diese Packung einige Minuten lang einziehen und waschen Sie sie dann unter der Dusche ab.

Wer Probleme mit Zellulitis hat, sollte sich an die Rezepte des berühmten französischen Naturheilkundigen MAURICE MESSÉGUÉ halten, der dazu meint: »Die Krankheit, die ich am besten in den Griff bekommen habe, ist die Zellulitis. Ich bin stolz darauf, in achtundneunzig Prozent der Fälle Heilung oder zumindest spürbare Besserung erzielt zu haben.«

Maurice Mességués Rezept gegen Zellulitis
»Lassen Sie Efeublätter zehn Minuten lang in einem Topf Wasser kochen und benützen Sie dann diesen Absud zu Kompressen, die Sie auf die häßliche ›Orangenhaut‹ legen. Diese wird dann sehr schnell geschmeidiger, entspannter und wenn gleichzeitig eine innerliche diuretische (harnabführende) Behandlung erfolgt, werden die Toxine (Gifte) ausgeschieden, woraufhin die Zellulitis zurückgeht.
Ich rate allen, die an Zellulitis leiden, vier oder fünf Monate lang jeden Abend einen recht angenehmen Heiltee zu trinken, und zwar abwechselnd einen Abend Salbeitee (zwei Prisen pro Tasse), am nächsten Abend Anistee (ebenfalls zwei Prisen pro Tasse).«

5
IM GARTEN DER DÜFTE

Auf die Frage, was sie denn nachts im Bett trage, antwortete MARILYN MONROE mit dem berühmt gewordenen Ausspruch: »Einen Tropfen Parfüm hinter dem Ohr.« In diese Richtung weist auch die Definition von JEAN-PAUL GUERLAIN, dem Parfümmacher des Hauses Guerlain. Er meint: »Parfüms sind Träume, die man kaufen kann.«

Schon von alters her dienten Duftstoffe der Beruhigung und der Belebung gleichermaßen. So verwendete HIPPOKRATES, der »Vater der Medizin«, schon vor fast zweieinhalbtausend Jahren Rosen als Heilmittel. Und PLINIUS DER ÄLTERE, der römische Gelehrte, notierte bereits zweiunddreißig Medikamente aus Rosenblüten mit einschläfernder Wirkung.

Die anregende Wirkung der Duftstoffe beschreibt der große Arzt und Naturforscher PARACELSUS mit den Worten: »Die Kraft, die dem Körper durch den Geruch gegeben wird, bewegt das Blut, reizt das Herz an und erquickt es mehr, als beschrieben werden kann.« Noch deutlicher – wenn auch längst nicht so poetisch – drückt dies heute der Duftexperte Professor PAUL JELLINEK aus, wenn er sagt: »Parfüm ist ein Aphrodisiakum.«

Welche der beiden Wirkungen – die beruhigende oder die anregende – mag MARILYN MONROE wohl bezweckt haben, wenn sie sich vor dem Schlafengehen einen Tropfen Parfüm hinters Ohr tupfte?

Zu Anfang dienten Salböle als Parfüms. Den Persern soll es als ersten gelungen sein, duftende Salben herzustellen. Diese fanden zunächst im religiösen Kult Verwendung – so erhält etwa im *Alten Testament* MOSES sehr detaillierte Gebote über die Zusammensetzung und Herstellung eines heiligen Salböls. Aber allzulange mochten die Menschen diese Wohlgerüche nicht den Göttern vorbehalten sehen...

Während der ägyptischen Knechtschaft hatten die Israeliten die Kunst des Parfümierens kennengelernt – bei den kultivierten Ägyptern eine Selbstverständlichkeit –, und ihre Frauen machten ausgiebig davon Gebrauch. Die *Bibel* berichtet zum Beispiel von der reizvollen Witwe JUDITH, die sich mit »köstlichem Wasser« salbte, um den assyrischen Finsterling HOLOFERNES zu verführen (und ihm anschließend das Haupt abzuschlagen).

Auch das antike Griechenland kannte die »Duftkultur«, die später von den Römern übernommen und ins Maßlose übersteigert wurde. Bei den luxuriösen Gastmählern flatterten über den blumengeschmückten und wohlgesalbten Gästen auch noch Tauben, von deren Flügeln verschieden duftende, rosagefärbte Blütenwässer herabtropften. Sogar die Hundspfoten wurden in des berühmten Parfümherstellers MEGALLOS teure Salben getaucht. Das Wort »Parfüm« leitet sich von der Sitte der Römer her, ihre Bitten zu den Göttern »per fumum«, also durch den Rauch, zu schicken.

Krieg und Parfüm schienen sich übrigens durchaus zu vertragen: Im Zelt des geschlagenen Perserkönigs DARIUS fand ALEXANDER DER GROSSE Kästchen voll köstlicher Duftsalben und genierte sich nicht, sie während seiner weiteren Kriegszüge ausgiebig zu gebrauchen. Und wie die römischen Legionäre salbten sich auch die edlen japanischen Samurais unter dem Helm mit Wohlgerüchen: der Feind, der ihnen den Kopf abschlagen würde, sollte am Duft noch den Ritter hohen Ranges erkennen! Was spätere Armeeführer mit Schnaps vollbrachten, erreichte der mongolische Großkhan TAMERLAN im vierzehnten Jahrhundert mit Parfüm, das er an seine Kriegerscharen vor der Schlacht verteilen ließ, um ihren Tatendrang anzustacheln.

Während man im christlichen Abendland noch keinen blassen Schimmer von den Raffinessen der Parfümierkunst hatte, ließen die Araber in ihren Palästen bereits Springbrunnen mit parfümiertem Wasser plätschern. Und wer die beklagenswerten Toilettensitten unserer abendländischen Vorfahren kennt, kann für Sultan SALADIN nur Sympathie empfinden, der 1187,

Im Garten der Düfte

kaum daß er das heilige Jerusalem von den Kreuzrittern befreit hatte, Wände und Böden der Omar-Moschee mit unverdünntem Rosenwasser von den Ausdünstungen der Ungläubigen säubern ließ.

Die Kreuzritter brachten die Duftöle und Duftwässer des Orients als Reisesouvenirs in ihre Heimat mit, wo die Damen diese neue Möglichkeit kosmetischer Selbstdarstellung begeistert aufgriffen. Die Parfümeriekunst entwickelte sich zu einem florierenden Gewerbe, und bereits in der Renaissance wurde, wie wir Wirtschaftstatistiken jener Zeit entnehmen können, mehr Parfüm als Wasser zur Reinigung verbraucht.

Nicht alle Parfüms jener Zeit entsprechen unseren heutigen Vorstellungen von Wohlgeruch. Aus dem sechzehnten Jahrhundert stammt zum Beispiel das folgende Rezept eines gewissen ALEXIS LE PIEDMONTOIS, das »immerwährende Schönheit« garantieren sollte: »Nimm einen jungen Raben aus dem Nest, füttere ihn vierzig Tage lang mit hartgekochten Eiern, töte ihn und destilliere ihn mit Myrtenblättern, Talkumpuder und Mandelöl.« Den Geruch dieses »Toilettenwassers« können wir zum Glück nur ahnen.

Im sechzehnten Jahrhundert avancierte Frankreich zum Duftzentrum des eleganten Europa. Die Gesellschaft am Hofe LUDWIGS XIV. hatte einen enormen Parfümkonsum, und das schien auch bitter nötig. Man betrachte nur einmal die Waschgefäße der Hofdamen aus dieser Zeit: Sie waren kaum größer als Eierbecher und faßten gerade genug Flüssigkeit, um sich die Fingerspitzen zu benetzen. Mehr galt als unschicklich und pöbelhaft. Der Schmutz wurde überpudert, der üble Geruch mit Parfüm überdeckt. Als die feine Gesellschaft aufs Schafott stieg, soll sich der Henker die Nase zugehalten haben.

Die Französische Revolution löste dann nicht nur gesellschaftliche Umwälzungen aus, sondern auch Veränderungen im kosmetischen Bereich. Die eng anliegenden, durchsichtigen Gewänder des Empire setzten einen reinlichen, gepflegten Körper voraus. Das tägliche Bad kam in Mode, und statt den starken Moschusgerüchen wurde zarten Blütendüften der Vorzug gegeben.

Im zwanzigsten Jahrhundert schließlich bewirkten die modernen chemischen Verfahren eine wahre Duftrevolution. Heutzutage bestehen Parfüms oft aus hundert und mehr – synthetischen und natürlichen – Einzelgerüchen. Viele Düfte sind dem Wechsel der Mode unterworfen – denken Sie nur an die Welle »Grüner Apfel« –, andere wie zum Beispiel Chanel No. 5, Arpège oder Diorissima sind so zeitlos, daß sie über Jahrzehnte hinweg nicht an Beliebtheit einbüßen.

Die höchst komplizierten Rezepte der Parfümhersteller unserer Zeit werden zumeist wie Staatsgeheimnisse gehütet und sind für den Laien natürlich nicht nachzuvollziehen. Ein Streifzug durch die historischen Rezepte hingegen kann sich durchaus lohnen, denn viele der Duftwässer, die die Evastöchter vergangener Zeiten herstellten, erfreuen und faszinieren uns auch heute noch.

Von LUDWIG XV. wissen wir, daß er sich mit Vorliebe in duftschwerer Atmosphäre aufhielt, die so intensiv war, daß die Diplomaten ohnmächtig wurden. Erst seine Mätresse, MARQUISE DE POMPADOUR, leitete einen Geschmackswandel ein, indem sie anstelle der bisher gebräuchlichen, stark narkotisierenden und schweren Düfte den lieblichen und erfrischenden Geruch von Veilchen und Maiglöckchen bevorzugte.

Veilchen-Duftwasser à la Pompadour

Geben Sie hundert Gramm Veilchenblüten (frisch gepflückt oder getrocknet) in ein Glas- oder Porzellangefäß und gießen Sie achtzig Milliliter fünfzigprozentigen Alkohol darüber. Verschließen Sie die Flüssigkeit luftdicht und lassen Sie sie eine Woche lang ziehen. Dann wird sie durch Kaffeefilterpapier abgeseiht, mit hundert Milliliter destilliertem Wasser aufgegossen, gut durchgeschüttelt und in eine Flasche oder einen Flakon abgefüllt.

Mit dem Duftwasser können Sie kleine Tüchlein tränken, die in der Kleidung getragen werden.

Ein Freund guter Gerüche war auch NAPOLEON. Es ist überliefert, daß er täglich nach dem Baden mindestens zwei Flaschen

Im Garten der Düfte

Eau de Cologne über sich goß. Dieses Eau de Cologne wurde seit dem Rokoko von der aus Italien stammenden Familie FARINA in Köln, Mailand und Paris hergestellt und unter dem Namen »Aqua admirabilis« verkauft. Die lange streng geheimgehaltene Mischung setzte sich etwa wie folgt zusammen.

Eau de Cologne »Farina«
Dreihundert Gramm fünfundneunzigprozentiger Alkohol werden mit einem Gramm Neroliöl, einem halben Gramm Rosmarinöl und je eineinhalb Gramm Bergamottöl und Pomeranzenschalenöl vermischt. Die Mischung wird sodann in eine dunkle Flasche abgefüllt und gut durchgeschüttelt.

In der zweiten Hälfte des achtzehnten Jahrhunderts galt die spanische HERZOGIN VON ALBA als eine der schönsten Frauen Europas, und es kursieren zahlreiche Geschichten über ihr skandalumwittertes Leben. GOYA bevorzugte sie als Modell, und ihr Aktbildnis löste einen großen gesellschaftlichen Eklat aus. Das stark aromatisch duftende Toilettenwasser, dessen Rezept auf die Herzogin zurückgeht, dient zur Erfrischung und Belebung des Körpers nach dem Bad. Sein angenehmer Duft hält den ganzen Tag an.

Toilettenwasser der Herzogin von Alba
Lösen Sie einen Teelöffel synthetisches Rosenöl in dreißig Gramm neunzigprozentigem Alkohol und rühren Sie hundert Gramm Lavendeltinktur, fünfzig Gramm Melissentinktur, fünfzig Gramm Ringelblumentinktur, zwanzig Gramm Vanilletinktur und fünf Gramm Benzoetinktur darunter. Lassen Sie diese Mischung in einer dunklen Flasche einige Tage lang durchziehen und schütteln Sie sie währenddessen öfters einmal.

Die französische Schriftstellerin AURORE DUPIN-DUDEVANT, besser bekannt unter dem Pseudonym GEORGE SAND, lebte sehr naturbewußt, sammelte Kräuter und stellte ihre Kosmetika zum Teil selbst her, zum Beispiel das folgende Parfüm.

George Sands Vanilleparfüm

Dazu brauchen Sie zwei Stangen Vanille, achtzig Milliliter fünfzigprozentigen Alkohol und einen viertel Liter Wasser. Die Vanillestangen werden etwas aufgeschlitzt, in ein bauchiges Glasgefäß gegeben und mit dem Alkohol übergossen. Die Mischung lassen Sie drei Tage fest verschlossen im Gefäß ziehen. Danach nehmen Sie die Vanille heraus und füllen das Ganze mit destilliertem Wasser auf.

Die Duftwässer früherer Zeiten eigneten sich gut zum Parfümieren von Taschentüchern, und so trugen die Damen immer kleine getränkte Tüchlein in der Kleidung. Ein beliebtes Duftwasser jener Zeit trägt den Namen der KAMELIENDAME, jener zarten, schwindsüchtigen Halbweltdame, deren leidenschaftlicher Liebe und edlem Gefühl der französische Schriftsteller ALEXANDRE DUMAS in seinem gleichnamigen Roman ein literarisches Denkmal gesetzt hat.

Duftwasser à la Kameliendame

Zehn Gewürznelken, zwei Stangen Zimtborke, zwanzig Gramm zerkleinerte Iriswurzel und zwanzig Gramm zerkleinertes Sandelholz werden in ein bauchiges Glasgefäß geschichtet und mit hundert Milliliter neunzigprozentigem Alkohol aufgegossen. Das verschlossene Gefäß muß immer wieder geschüttelt werden und die Flüssigkeit an einem dunklen Ort zwei Wochen ziehen. Danach seihen Sie sie durch Filterpapier ab und füllen sie mit hundert Milliliter Rosenwasser auf.

Lavendelblütenessenz war das Lieblingswasser der schönen österreichischen Kaiserin ELISABETH, der berühmten »Sissy«. Die Kaiserin duftete stets nach Lavendel. Auf Bällen trug sie in ihrer Robe ein mit dieser Essenz besprengtes Tüchlein am Busen.

Lavendelblütenessenz à la Sissy

Schichten Sie vierzig Gramm getrocknete Lavendelblüten in eine bauchige Flasche und gießen Sie hundertdreißig Milliliter fünfzigprozentigen Alkohol darauf. Verschließen Sie die

Flasche luftdicht und lassen Sie die Mischung drei bis vier Wochen an einem dunklen Ort ziehen. Danach seihen Sie sie durch Kaffeefilterpapier ab (pressen Sie die Pflanzenrückstände gut aus) und füllen sie mit zweihundert Milliliter destilliertem Wasser auf.

Die Damen unseres Jahrhunderts vertrauen offensichtlich den Düften der großen Parfümeure mehr als den selbst hergestellten Duftwässern. Kein Wunder, denn nie zuvor wurden so raffinierte Duftkreationen angeboten. Trotzdem gibt es immer noch viele Frauen, die auch in bezug auf den Duft, der sie begleitet, eigene Wege gehen. Eine von ihnen ist PAMELA SUE MARTIN, die in der amerikanischen Fernsehserie *Denver-Clan* die FALLON CARRINGTON spielt. Sie schwört auf ein bestimmtes Öl.

Pamelas Patschuli-Öl

Dieses Öl, das von einer ostasiatischen Pflanze stammt, können Sie in jeder Apotheke kaufen. PAMELA SUE MARTIN schwärmt: »Patschuli-Öl hält die Haut samtweich und geschmeidig. Und der Duft ist phantastisch, irgendwie exotisch. Ich fühle mich nach einer solchen Ölmassage den ganzen Tag frisch und gepflegt. Ich brauche kaum noch andere Parfüms.«

6
Wandelbare Gesichter

Schminkmoden kommen und gehen, und nicht selten wandelt sich das Make-up heutzutage von einem Jahr zum anderen. Bald ist der Lidstrich »in«, bald wieder ist er verpönt. In der einen Saison steht der Vamp ganz oben, wogegen die nächste nach Natürlichkeit verlangt – allerdings ebenfalls aus Töpfchen und Tuben.

Am Gesicht NOFRETETES sehen wir, daß bereits die Ägypter die Kunst des raffinierten Schminkens beherrschen. NOFRETETES Augenbrauen sind exakt gezupft, mit Farbe nachgezogen und laufen nach den Schläfen spitz aus. Der untere Lidrand ist mit Tusche betont, der obere über den Augenwinkel hinaus verlängert. Die Lippen sind mit dem Stift nachgezogen.

Die Kohle gilt als das älteste Augen-Make-up. Ob man das Schminkmittel je so gewonnen hat, wie aus dem folgenden alten Rezept hervorgeht? »Entferne das Innere einer Zitrone, mische es mit Graphit und verbranntem Kupfer und stelle es auf das Feuer. Zerstoße es im Mörser mit Koralle, Sandelholz, Perlen, Ambra, dem Flügel einer Fledermaus und einem Teil eines toten Chamäleons und befeuchte es mit Rosenwasser.«

Aber Fledermausflügel und tote Chamäleons sind letztlich harmlos, verglichen mit den hochgiftigen Metallen, die bis in unsere Zeit hinein Verwendung fanden. Zum Beispiel enthielten viele Lidschattenprodukte das Schwermetall Thallium.

An Kritikern des Schminkens hat es nie gefehlt. So spottete der römische Dichter LUKILLIOS:

»Hör auf, das ganze Angesicht
mit fahlem Bleiweiß einzureiben!
Sei überzeugt, es nützt dir nicht,

die Leichenmaske nur wird bleiben.
Durch Weiß und Rot es nie geschah,
daß aus der Hexe wurde Helena.«

Und sein Schüler MARTIAL beklagte sich: »Dein Gesicht, in hundert Töpfen zerstreut, ist nicht mit dir im Bett.«

Sehr viel liebenswürdiger schilderte anderthalb Jahrtausende später ein Barockdichter den gleichen Sachverhalt:

»Kommt endlich nun die Zeit, daß in der Nacht-Kornette
sie sich zum Schlafe schickt, so eile nicht zum Bette;
wart erst, mein lieber Mann, bis deine schöne Frau
die Farben ihrer Haut dem Nachttisch anvertraut,
bis sie die Lilien und Rosen ihrer Wangen
der Wäscherin geschickt, in Tüchern aufgefangen.«

Im puritanischen England begegnete man solchen kleinen Schönheitskorrekturen keineswegs mit dem gleichen Wohlwollen. Im Gegenteil, dort gab es sogar ein Gesetz, das all die Frauen mit schweren Strafen bedrohte, die »irgendeinen der männlichen Untertanen seiner Majestät in verräterischer oder betrügerischer Weise durch Schminken, Salben, künstliche Zähne, falsche Haare, gepolsterte Hüften zur Eingehung einer Ehe verlocken«. Es ist nicht anzunehmen, daß dieses Gesetz allzu strikt befolgt wurde...

Trotz ständig wechselnder Moden gibt es einige Grundgesetze des Sich-Zurechtmachens, die zeitlos gültig sind. Sehen wir einigen Frauen über die Schulter, die von Berufs wegen diese Gesetze perfekt beherrschen müssen.

Denver-Clan-Star JOAN COLLINS streicht nach dem Auftragen des Lidschattens auf Ober- und Unterlid Kajalstift auf den inneren Lidrand; das ergibt den gewissen erotischen Effekt, der so charakteristisch für sie ist. Der sinnliche Mund wird betont, indem die Lippen zuerst mit einem Konturenstift umrandet und dann mit knallrotem Lippenstift ausgemalt werden. Zur Lippenfarbe sollte der Ton des Wangenrouges passen, das mit einem Pinsel vom Wangenknochen zu den Schläfen hochgezogen wird.

Viel weniger Aufwand treibt DORIS DAY. Sie empfiehlt: »Wenn Ihre Lippen hübsch schimmern sollen – vor allem am Abend –, geben Sie etwas Vaseline über den Lippenstift. Wählen Sie für den Tag keine zu dunklen und zu ausgefallenen Farben. Der Lippenstift soll Ihr natürliches Aussehen nur unterstreichen!«

Und auch BO DEREK ist der Meinung, daß beim Make-up weniger oft mehr ist. »Ich schminke meine Augen, meine Lippen dagegen nie. Nur ein Fettstift ist erlaubt. Eigentlich ist der Lippenstift unnötig, finde ich. Wenn Sie die Lippen mehrmals täglich zwischen den Zähnen durchziehen, bekommen Sie die frische rote Farbe von ganz allein.«

Der richtige Umgang mit Puder fällt gar nicht so schwer, wenn Sie sich an die Tips des international gefragten Fotomodells LORA MILLIGAN halten: »Loser, transparenter Gesichtspuder läßt die Haut nicht nur schimmern, sondern ist auch ein wirkungsvoller Schutz vor Kälte. Ich bin mittlerweile ein Puderfan und habe mir zum besseren Dosieren gleich ein halbes Dutzend Dachshaarpinsel in verschiedenen Stärken zugelegt. Meine Auftragetechnik: den Pinsel in den losen Puder stippen, leicht ausblasen und auf dem Handrücken ausklopfen. Gepinselt wird immer von oben nach unten, damit die Flaumhaare liegen bleiben.«

Film- und Fernsehschauspielerin CHRISTIANE RÜCKER verrät die folgenden Tricks: »Das Make-up sollte nie dunkler sein als der Hautton. Wenn Sie sehr blaß sind, können Sie zusätzlich noch ein wenig Rouge auftragen. Strahlende, offene Augen erhalten Sie, wenn Sie die Wimpern einzeln ankleben. Mit einiger Routine geht das ganz schnell. Ich nehme alte Wimpern, schneide sie in kleine Stücke und klebe sie büschelweise weit auseinander.«

USCHI GLAS mißt dem richtigen Auftragen des Lippenstiftes besondere Bedeutung bei: »Wenn der Lippenstift gut halten soll, gehen Sie folgendermaßen vor: Erst die Lippen normal schminken, sie dann überpudern, dann erneut die Konturen nachziehen und noch einmal Lippenstift auflegen. Versuchen

Sie möglichst nie, mit dem Lippenstift die Form des Mundes zu verkleinern oder zu vergrößern. Die natürliche Größe Ihres Mundes paßt meist ideal zum Gesichtsschnitt. Folgen Sie deshalb beim Auftragen des Lippenrots so eng wie möglich den natürlichen Umrissen des Mundes. Nur bei kunstvollem Gebrauch eines Pinsels können Sie die natürliche Mundform im Bedarfsfall etwas korrigieren. Wenn nötig, darf die Unterlippe etwas breiter gezeichnet und die Oberlippe etwas nach oben gezogen werden. Wer zu sehr über den Rand hinausgeht, kann das ganze Gesicht verderben. Deshalb ist bei solchen Korrekturen größte Vorsicht geboten!«

Fernsehmoderatorin PETRA SCHÜRMANN betont besonders die Augen: »Das Augen-Make-up ist sehr wichtig. Ich habe im Laufe der Zeit herausgefunden, daß zarte Farben schmeicheln. Weil ich dunkle Augen habe, stehen mir warme Erdtöne sehr gut, braun und beige getönte Lidschatten also. Der Lidstrich sollte ganz zart aufgetragen werden. Dicke Striche drücken optisch auf das Auge und lassen es kleiner erscheinen.«

7
ZAUBERHAFTE HAARPRACHT

Wer kennt sie nicht – die Geschichte von SAMSON, der unter DELILAHS Händen Haare lassen mußte und so seine übernatürliche Kraft verlor? Samsons Haarpracht als Sitz seiner Kraft und Stärke findet eine Parallele in der indianischen Skalplocke, ohne die ein Indianer nicht in die Ewigen Jagdgründe gelangen konnte.

Überhaupt sind mit dem menschlichen Haar viele magische Vorstellungen verbunden. Einige Naturvölker halten es – da es wächst – für ein Symbol der Seele, weshalb sie auch das Haareschneiden mit vielfältigen Tabus belegen. LEONARDO DA VINCI mag ähnlich empfunden haben: er ließ sich in seinem ganzen Leben nicht einmal die Haare schneiden – sagt man.

Die Vorstellung der Naturvölker ist gar nicht so »primitiv«, wie sie vielleicht anmuten mag, denn auch in der Tiefenpsychologie ist das Haar der »Sitz des Unbewußten«. Gehören Sie vielleicht zu jenen Menschen, die sich gewohnheitsmäßig übers Haar streichen? Ein Psychologe wird sofort typische Züge Ihres Wesens aus dieser kleinen Geste ableiten können: daß Sie zum Beispiel ein Mensch sind, der sich selbst gefällt, der aber auch Kontakt zu dem sucht, was an ihm eine animalische Schicht verkörpert und was in ihm an unbewußten Kräften lebendig ist.

Menschen mit Sinn für Romantik verschenken noch heute eine Haarlocke als Zeichen der Zuneigung oder zur Erinnerung. Ursprünglich bedeutete dieses Geschenk jedoch weit mehr, nämlich einen Akt der Selbstauslieferung, der auf der Vorstellung beruhte, das Haar sei der Sitz des Lebensgeistes. Wer auch nur eine einzige Haarsträhne eines anderen Menschen besaß, konnte diesen beeinflussen oder gar behexen. Bis in unsere Tage wird ja, etwa in Brasilien oder auf Haiti, Voodoo-Zauber praktiziert, der sich dieser magischen Vorstellung bedient.

Bei der Bedeutung, die dem Haar von jeher zugemessen wurde, ist es kein Wunder, daß zu allen Zeiten mangelnder Haarwuchs und Haarausfall als besondere Probleme galten, um deren Lösung sich Heilkundige und Laien gleichermaßen bemühten. CÄSARS Kahlköpfigkeit mag KLEOPATRA bewogen haben, das folgende Rezept zu notieren.

Kleopatras Rezept gegen Haarausfall
»Das Rezept ist wundervoll. Vor allem aber sind alle Zutaten leicht zu beschaffen. Das Mittel besteht aus gebrannten Hausmäusen, gebrannten Weinstrünken, gebrannten Pferdezähnen, Bärenfett, Wildmark und Rohrborke zu gleichen Teilen. Wenn dieses Gemisch trocken ist, wird es zerstoßen und mit viel Honig vermischt, bis es die Dickflüssigkeit des Honigs erhält. Dann wird das Bärenfett und das Wildmark geschmolzen und untergemischt.«

Im Gegensatz zu vielen anderen Schönheitsrezepten, die KLEOPATRA uns hinterlassen hat, erscheint diese »wundervolle« Mixtur allerdings nicht besonders praktikabel – zumal sie CÄSAR nicht zu neuer Haarpracht verhelfen konnte. Sehr viel einfacher und sicherlich auch wirkungsvoller ist der Rat, den der englische Arzt NICHOLAS CULPEPER gibt.

Nicholas Culpepers Ölpackung
»Das Haar vor jeder Haarwäsche mit dem Öl der Eberraute einmassieren, das läßt das Haar wachsen.«

Sie können sich dieses Öl selbst herstellen, indem Sie eine Handvoll Kraut der Eberraute mit einem achtel Liter reinem Olivenöl übergießen. In einem gut verschlossenen Glas lassen Sie die Flüssigkeit zwei Wochen lang an einem warmen, sonnigen Ort stehen, gießen sie durch ein Mulltuch ab und pressen dabei die Pflanzenrückstände gut aus. Das so gewonnene Öl wird in eine dunkle Flasche abgefüllt.

Aus Großmutters Zeiten stammt das folgende Haarwasser.

Chinahaarwasser gegen Haarausfall
»Nimm vier Lot* gepulverte Chinarinde, koche sie mit einem Pfund Wasser. Nach dem Erkalten filtriere und hebe dann das Filtrat in einer verkorkten Flasche auf und wasche damit abends die Haare.«

Auch Pfarrer SEBASTIAN KNEIPP kannte einige probate Mittel gegen Haarausfall.

Pfarrer Kneipps Brennesselwäsche
Zweihundert Gramm feingeschnittene Brennesselwurzeln werden in einem Liter Wasser und einem halben Liter Essig eine halbe Stunde lang gekocht. Dann abseihen und mit der Flüssigkeit regelmäßig die Haare waschen.

Klettenwurzelwäsche
»Um das Haarausfallen zu verhüten, brauche man einen mit Bier stark eingekochten Absud von Klettenwurzeln und wasche damit den Kopf.«

Gegen manche Haarprobleme werden manchmal verblüffend einfache Mittel empfohlen. So kannten unsere Großmütter ein ganz simples Rezept gegen ergrauende Haare.

Rezept gegen vorzeitiges Ergrauen
»Reiben Sie sich ihr Haar mit naturreinem Apfelsaft, vorzugsweise von sauren Äpfeln, ein. Und wenn sich dadurch das Ergrauen nicht verhindern läßt, so wird doch wenigstens das Haar schön glänzend.«

Der französische Naturheilkundige MAURICE MESSÉGUÉ teilt die folgenden Kräuterrezepte zur Haarpflege mit.

Lotion gegen Haarausfall
nach Maurice Mességué
»Vermischen Sie ein Glas Kressesaft, ein Glas neunzigprozentigen Alkohol, ein Likörglas Birkensaft und ein Likörglas Kapuzinerkressesaft. In dieser Mischung wird außerdem ein gehacktes Klettenblatt eingeweicht. Nach einigen

---
* 1 Lot entspricht etwa 16 Gramm.

Tagen abseihen und in eine Flasche abfüllen. Die Kopfhaut täglich damit einmassieren.«

»Selten nenne ich Rezepte, deren Grundlage exotische Pflanzen sind – aus dem einfachen Grund, weil ich sie nicht so gut kenne wie unsere bewährten einheimischen Kräuter und weil ich lieber von etwas rede, das ich auch sicher weiß. Aber wenn es um Haarausfall geht, kann ich schwerlich die Kräfte des Panamaholzes verschweigen. Dieser exotische Baum, der in Wahrheit aus Chile kommt, vollbringt wahre Wunder.«

*Abkochung von Panamarinde
nach Maurice Mességué*

Kaufen Sie ein paar Panamaspäne bei Ihrem Apotheker; bereiten Sie damit ein Dekokt (zehn Prisen auf einen Liter Wasser), und Sie erhalten eine rötliche Flüssigkeit, mit der Sie sich das Haar waschen. Reiben Sie die Kopfhaut sanft ein und spülen Sie dann mehrmals reichlich nach; ins letzte Wasser geben Sie ein wenig Zitronensaft.
(Zur Erklärung: Ein Dekokt ist eine Abkochung. Die Flüssigkeit wird zum Kochen gebracht und siedet fünf Minuten. Danach wird sie durch ein Sieb abgegossen.)

Kräuter-Haarwaschungen

Bei fettigem Haar: Auf einen Liter Wasser zwei Prisen gelben Enzian (Blüten und zerstoßene Wurzeln) und zwei Prisen Brennesselblätter.
Bei normalem Haar: Auf einen Liter Wasser fünf Blütenköpfchen Kamille und zwei Prisen Brennesselblätter.
Bei trockenem Haar: Auf einen Liter Wasser zwei Prisen Rosmarin (Blätter und Blüten) und zwei Prisen Arnika (Blätter und Blüten).
Die Kräuter werden mit dem kochenden Wasser übergossen; das Ganze muß einige Minuten ziehen und wird dann abgeseiht.

Die Filmschauspielerin und Kosmetikexpertin OLGA TSCHECHOWA hatte auch ihre besonderen Rezepte für schönes, gepflegtes Haar.

Haarpackung gegen Haarausfall
nach Olga Tschechowa
Diese besteht zu je einem Drittel aus Rizinusöl, Rum und sehr starkem schwarzem Tee. Das Ganze wird kräftig geschüttelt, in die Kopfhaut einmassiert und nach ein paar Stunden gründlich ausgewaschen.

Rezept gegen Schuppen
nach Olga Tschechowa
»Setzen Sie ihrem Haarwaschwasser pro viertel Liter einen Teelöffel Salz zu.«

Pflegende Haarpackung
nach Olga Tschechowa
»Zur Kräftigung der Kopfhaut empfehle ich eine Stunde vor der Haarwäsche eine Ölmassage: Zwanzig Gramm Olivenöl, zwanzig Gramm Haselnußöl und dreißig Gramm Aprikosenöl werden miteinander vermischt. Mit dieser Mischung benetzen Sie Kopfhaut und Haare und massieren sie ein.«
Dazu zwei Anmerkungen: Haselnußöl und Aprikosenöl sind nicht ganz einfach zu beschaffen. Sie können statt dessen aber auch andere Öle verwenden, zum Beispiel Rizinusöl und/oder Klettenwurzelöl. Die angegebene Menge reicht für mehrere Behandlungen. Füllen Sie die Öle am besten in ein dunkles Fläschchen ab. Verwenden Sie das Öl sparsam, sonst läßt es sich nur schwer herauswaschen.

Ein anderes und ihrer Ansicht nach sehr wirksames Antischuppenmittel empfiehlt STEPHANIE FABER.

Kopfwasser gegen Schuppen
»Vermischen Sie neunzig Gramm Hamameliswasser mit zehn Gramm Kamillentinktur. Täglich in die Kopfhaut einmassieren.«

CLARE MAXWELL HUDSON, die in London einen international bekannten Schönheitssalon führt, verrät einen ganz besonderen Trick.

Schnelle Haarauffrischung nach Lady Hudson
»Eau de Cologne kann Ihnen aus der Verlegenheit helfen, wenn Sie unerwartet ausgehen müssen und Ihr Haar ein bißchen zu glatt oder schmutzig aussieht. Tupfen Sie etwas Eau de Cologne oder Lavendelwasser auf eine Bürste aus Naturborsten und bürsten Sie es durchs Haar. Dadurch werden überschüssiges Fett und Schmutz entfernt und das Haar duftet herrlich.«

Für Schauspielerinnen, Showstars und alle anderen Frauen, die täglich im Rampenlicht stehen, bildet die Haarpflege einen wichtigen Bestandteil in ihrem Kosmetikprogramm. Es ist kein Geheimnis, daß viele dieser Frauen auch in der Haarpflege auf altbewährte Rezepte schwören.

GINGER ROGERS, die als Partnerin von FRED ASTAIRE in den vierziger Jahren durch viele Hollywoodfilme tanzte, brachte ihre rotblonde Haarfülle durch ausgiebiges Bürsten zum Glänzen.

Haarebürsten nach Ginger Rogers
Die berühmten »hundert Bürstenstriche täglich« sind heute fast verpönt – allerdings ganz zu Unrecht! Lassen Sie den Kopf beim Bürsten möglichst hängen, das durchblutet die Kopfhaut.

Die beliebte Schauspielerin RUTH MARIA KUBITSCHEK kennt ein besonderes Rezept für die Haarwäsche.

Ruth Maria Kubitscheks Haarwaschmittel
»Meine Haare wasche ich einmal in der Woche mit einer Mischung aus Rizinusöl und Petroleum; das hält sie weich, geschmeidig, glänzend und widerstandsfähig.«

Das Fotomodell MARGAUX HEMINGWAY verrät folgenden Tip.

Haarspülung nach Margaux Hemingway
»Meine Haare spüle ich mit Bier, das verleiht ihnen einen tollen Glanz.«
Bei einer Bierspülung erübrigt sich der Haarfestiger. Sie verwenden einfach ein Glas Bier als letzte Spülung, die nicht

Zauberhafte Haarpracht

mehr ausgewaschen wird. Keine Sorge: Bier verklebt das Haar nicht, und die »Fahne« ist auch im Nu verflogen.

Die schweizerische Schauspielerin MARTHE KELLER buchte im amerikanischen Filmgeschäft – unter anderem mit DUSTIN HOFFMAN – für sich große Erfolge. Wenn sie in Paris ist, läßt sie sich einmal in der Woche in der Rue Bourgogne bei »Louis G« die Haare pflegen.

Marthe Kellers Intensiv-Haarpflege
»Das Haar wird eine Stunde lang massiert, dann mit einem Shampoo aus Eiern, Brunnenkresse und Knochenmark gewaschen. Danach wird es mit Silberfolie bedeckt, und ich muß ein paar Stunden warten, bis es ausgewaschen wird. Eine bessere Haarpflege gibt es nicht.«

Dieser Meinung sind auch JEANNE MOREAU und ANOUK AIMÉE, die ebenfalls zu den Stammkundinnen von »Louis G« zählen. Doch so neu ist das Rezept nicht; schon unsere Großmütter kannten es.

Großmutters Ei-Rindermark-Packung
Sie können eine ganz ähnliche Pflege wie die von »Louis G« auch zu Hause durchführen: mit Ei-Rindermark-Packungen, die schon unsere Großmütter kannten. Dazu verrühren Sie zwei Eigelb mit einem Eßlöffel Rum und etwas Rindsknochenmark und verteilen die Masse auf dem Kopf. Mit den Fingerspitzen massieren Sie sie gut ein, umwickeln das Haar mit einem Frottiertuch und lassen die Masse mehrere Stunden lang einwirken. Vor dem Shampoonieren nochmals warm einpacken, damit die Masse aufgeweicht wird.

Ein Rezept, das durchaus nicht nur für die Herren der Schöpfung geeignet ist, verwendet der italienische Filmstar MARCELLO MASTROIANNI. Er pflegt sein Haar mit der folgenden Packung.

Haarpackung nach Marcello Mastroianni
Verrühren Sie einen Eßlöffel Essig, doppeltkohlensaures

Natron und destilliertes Wasser. Die Mischung massieren Sie vor dem Waschen ins Haar und lassen sie eine halbe Stunde lang einwirken.

Hier sollen auch noch einige internationale Meisterfriseure zu Wort kommen, in deren Salons so manche Berühmtheiten sich die Haare pflegen lassen. Der deutsche Star-Coiffeur RUDOLF HAENE empfiehlt, je nach Haartyp, unterschiedliche Ölbehandlungen.

Rudolf Haenes Ölpackungen
»Für gebleichtes Haar empfehle ich, die Haare vor dem Waschen mit Kokosöl einzureiben und das Haar mit einem Handtuch abzudecken. Die Packung sollte mindestens eine Stunde oder noch besser über Nacht einwirken. Dann waschen Sie das Haar.
Wer gefärbte Strähnchen hat, pflegt sein Haar am besten mit Mandelöl. Es wird in die Haarspitzen eingerieben und nach einer Stunde mit der üblichen Wäsche entfernt.
Dauergewelltes und gefärbtes Haar bekommt mit einer Packung aus Rindermark Glanz. Das Rindermark wird im Wasserbad zerlassen und gleichmäßig in die Haarspitzen verteilt. Dann läßt man es unter einem warmen Tuch dreißig Minuten einwirken. Anschließend wird das Haar normal gewaschen.
Trockenes Haar wird vor der Haarwäsche mit Weizenkeimöl behandelt, das in die Kopfhaut massiert wird, eine halbe Stunde einwirken soll und dann wieder ausgewaschen wird.«

JEAN-MARC MANIATIS, Coiffeur in Paris, empfiehlt Spülungen mit Kräutern.

Kräuterspülungen à la Jean-Marc Maniatis
»So bekommt dunkles Haar Glanz: Bereiten Sie einen Sud aus Rosmarin, Brennesseln und Thymian zu, den Sie wie einen Tee brauen und ziehen lassen. Diesen Sud geben Sie nach dem letzten Spülen über das Haar. Es ist wichtig, daß diese letzte Glanzspülung nicht mehr ausgespült, sondern

auf dem Haar belassen wird. Nach einer solchen Spülung dürfen Sie keinen Haarfestiger verwenden. Die Spülung verleiht dem Haar nicht nur einen herrlichen Glanz, sondern dank dem Rosmarinzusatz wird dieses auch gefestigt.
Blondes Haar braucht dagegen einen Sud von Kamille, der mit einigen Tropfen Zitronensaft gewürzt ist. Dieser Sud wird nach der letzten Spülung aufs Haar gegeben, muß jedoch im Gegensatz zum Sud für dunkles Haar nach einer Einwirkungszeit von etwa zehn Minuten ausgespült werden.«

FRANCIS SCHOENECKER, amerikanischer Schönheitsberater, verwendet einen Sud, der das Haar pflegt und zugleich festigt.

Francis Schoeneckers Haarfestiger
Eine Tasse Leinsamenschrot wird mit drei Tassen Wasser aufgekocht, abgeseiht und nach der letzten Spülung ins Haar einmassiert.

»Blondinen bevorzugt!« war bereits die Devise der Antike. Die Liebesgöttin APHRODITE, die VENUS der Römer, war laut HOMER blond, und ihre Dienerinnen, die Hetären, waren es folglich auch. Ähnlich war es im alten Rom. Trugen zunächst nur die leichten römischen Mädchen blond, sozusagen als Zunftzeichen, so kam diese Haarfarbe mit dem Einzug weiblicher germanischer Kriegsgefangener allgemein in Mode.

Die zu Sklavinnen gepreßten Germaninnen hätten sich keine schlimmere Rache ausdenken können: Die römischen Damen unterzogen sich barbarischen Torturen, um ihren Scheitel »aufzunorden«. Tagelang, manchmal sogar wochenlang wurde das Haar mit scharfen alkalischen Seifen, mit Kali- und Natronlauge geätzt. In einem Spottvers des Schriftstellers MARTIAL heißt es: »Zu feurigen Farben hilft und zu teutonischen Haaren der Ätzschaum, besser wirst du geschmückt durch der Gefangenen Schopf.«

Die Perücke wurde schon deshalb nötig, weil nach der Anwendung des »Spuma Germanica« genannten Schaums das Haar ausfiel. Die eleganten Damen des römischen »Jet Set«

bezogen in solchen Fällen ihre neue, falsche Haarpracht aus einem der zahlreichen Geschäfte in der Nähe des Herkulestempels, die sich auf den Import von blonden Haaren spezialisiert hatten. Dabei erlebte dann allerdings so manche Käuferin eine düstere Überraschung, denn das germanische Haargold dunkelte nicht selten erheblich nach.

Später schwelgten die Maler der Renaissance in Goldtönen, und in unserem Jahrhundert schließlich kreierte Hollywood die Farbe Platinblond – »das blondeste Blond der Welt«. Aber auch Superlative haben ihre Grenzen, und inzwischen hat längst wieder eine Rückbesinnung auf die natürlichen Haarfarben eingesetzt, die sich mit einfachen und unschädlichen Mitteln vertiefen und beleben lassen.

Neben den erwähnten, überaus schädlichen Methoden zur Erzielung blonder Haarpracht waren im alten Rom aber auch schonende Verfahren bekannt, die heute noch genauso erfolgreich angewendet werden können wie vor zweitausend Jahren – vorausgesetzt allerdings, daß ein blonder Haarton bereits vorhanden ist, der durch die Behandlung dann erheblich an Glanz und Helligkeit gewinnt.

Römische Blondtönung
Das Haar sollte häufig mit Eigelb gewaschen werden. Dazu wird das Dotter leicht verschlagen, gut übers Haar verteilt und eine Viertelstunde im Haar belassen. Gut auswaschen und mehrmals nachspülen. Anschließend das Haar mit starkem Kamillentee übergießen, leicht einmassieren und nicht mehr ausspülen.

Blond war zwar die Modefarbe im alten Rom, aber es gab natürlich auch Rezepte zur Tönung anderer Haarfarben. Das folgende Rezept gibt braunem Haar einen schönen warmen Schimmer und ist sogar geeignet, leichtes Ergrauen zu überdecken.

Römische Brauntönung
Etwa drei Handvoll zerkleinerte Walnußschalen werden pulverisiert (in der gereinigten elektrischen Kaffeemühle).

Dann fügen Sie je einen Spritzer Obstessig und Olivenöl und so viel kochendes Wasser hinzu, bis ein streichfähiger Brei entstanden ist. Fünfzehn Minuten durchziehen lassen, dann nochmals etwas heißes Wasser dazugeben, um den Brei streichfähig zu halten. Diese Masse wird nun auf das gewaschene, handtuchtrockene Haar mit der Hand oder mit einem Pinsel partienweise aufgetragen, dann läßt man sie unter einer Plastikhaube fünfzehn bis dreißig Minuten einwirken. Abschließend muß das Haar nochmals gründlich gewaschen werden.

Auch LUCREZIA BORGIA, die dem Zeugnis heutiger Historiker zufolge besser war als ihr Ruf, trug das »gefälschte« Goldhaar. Eine ihrer gebleichten Locken wird heute noch in der Mailänder Ambrosia-Bibliothek aufbewahrt.

Lucrezia Borgias Blondtönung
»Nimm vier Unzen* Tausendgüldenkraut, zwei Unzen Adragant (eine Gummiart) und eine Unze Seife. Mache Feuer und koche alles zusammen auf. Dann lasse die darin gewaschenen Haare in der Sonne bleichen.«
Tausendgüldenkraut vertieft bei rotblondem Haar den rötlichen Schimmer. Wer sich Lucrezia Borgias Rezept bedienen will, stelle sich den folgenden Aufguß her: Übergießen Sie eine Handvoll Tausendgüldenkrautblüten mit einem viertel Liter Wasser. Lassen Sie diesen Aufguß einige Minuten lang ziehen, seihen Sie ihn ab, verwenden Sie ihn als letzte Haarspülung und massieren Sie ihn gut ins Haar ein.

Der schon erwähnte ALEXIS LE PIEDMONTOIS verrät uns in seinen *Geheimnissen,* die 1555 gedruckt wurden, eine weitere Art der

Blondtönung nach Alexis le Piedmontois
»Außer daß er das Gehirn und das Gedächtnis erquickt, macht Rhabarber das Haar lang, hell und gelb wie Gold.

---
* 1 Unze = 31 Gramm.

> Nimm die Rinde und Späne vom Rhabarber und lege sie in Weißwein, und nachdem du das Haar damit gewaschen hast, nässe dein Haar mit einem Schwamm und lasse es in der Sonne trocknen.«

Rhabarber wirkt stark aufhellend und gibt blondem Haar einen sehr schönen goldenen Glanz. Lassen Sie eine Handvoll zerkleinerte Rhabarberwurzeln in einem viertel Liter schwach siedendem Wasser ziehen (es muß nicht unbedingt Wein sein), seihen Sie die Flüssigkeit nach einer halben Stunde ab, und verwenden Sie sie als letzte Spülung. Die goldbraune Flüssigkeit gibt auch sehr hellem Haar keinen Braunton, kann also völlig gefahrlos für blondes Haar verwendet werden. Sie sollten sich allerdings unbedingt ein altes Handtuch um die Schultern legen, wenn Sie mit dieser Spülung arbeiten – Rhabarberwurzeln färben sehr stark.

Natürliche Tönungen werden auch heute – in der Zeit stark färbender chemischer Mittel – noch gerne angewandt. Die französische Filmschauspielerin CATHÉRINE DENEUVE zum Beispiel bedient sich des folgenden Rezepts.

Blondtönung à la Cathérine Deneuve

Sie gießt eine Tasse starken Kamillentee und den abgefilterten Saft einer Zitrone über ihr Haar. Damit erzielt sie den herrlichen Kupferton ihres Haares. Zitronensaft wirkt überdies leicht festigend.

MAURICE MESSÉGUÉ hält auch für die Haartönung verschiedene Kräuterrezepte bereit.

Spülung für blondes Haar nach Maurice Mességué

Übergießen Sie fünf Blütenköpfchen Kamille und fünf Prisen Tausendschönchen (ganze Pflanze) mit einem Liter kochendem Wasser. Lassen Sie das Ganze abkühlen und seihen Sie es anschließend ab. Blondes Haar wird dadurch aufgehellt und bekommt einen schönen Schimmer.

Spülung für dunkles Haar nach Maurice Mességué

Bringen Sie drei Handvoll Blattgrün von Lauch (Porree)

zerkleinert in einem Liter Wasser langsam zum Kochen und lassen Sie es fünf Minuten kochen; dann seihen Sie es ab. Das Haar erhält dadurch eine dunklere Tönung.

Spülung für braunes Haar nach Maurice Mességué
Stellen Sie einen starken Aufguß von Tee und Zwiebelschalen her, lassen Sie ihn eine Viertelstunde lang ziehen, dann seihen Sie ihn ab. Das Haar erhält einen schönen warmen Braunton.

8
Hände sprechen Bände

Hände seien die »Blumen unseres Körpers«, meint MAURICE MESSÉGUÉ. Zart und zärtlich wie Blumen sollten die Hände schöner Frauen zu allen Zeiten sein – auch schon vor fünf Jahrtausenden im alten Ägypten, wo es bereits den Beruf der Maniküre gab. Die Damen des römischen Kaiserreiches ließen sich ebenfalls regelmäßig die Nägel schneiden – die beflissensten unter den miteinander wetteifernden Schönen alle neun Tage.

Über die vollkommene Handform hegte man im Laufe der Zeit die unterschiedlichsten Vorstellungen. So hatte das Porzellanpuppenideal des Rokokos das Lob zerbrechlicher kleiner Hände zur Folge, wogegen in der in jeder Hinsicht der Größe huldigenden Renaissance die schöne Hand groß, gut gepolstert und weiß sein mußte.

»Ihre Fingernägel sind wie die eben erst sprießenden Grashalme«, heißt es in einem chinesischen Lied aus dem achten Jahrhundert. Aus dem alten China kam auch der Brauch, die Fingernägel lang wachsen zu lassen. Die vornehmen Chinesinnen steckten ihre sprießenden Nägel in kostbare goldene Futterale, die stoß- und druckfest waren.

Im siebzehnten Jahrhundert wurde am französischen Hof nur der kleine Fingernagel lang gelassen, um damit an der Tür zu kratzen, ein Brauch der damals statt des Klopfens üblich war. Vierzehn Zentimeter lang waren die Fingernägel eines Starlets, das bei einem um die Fingernagellänge gehenden Wettbewerb den ersten Preis und eine Komparsenrolle – als Geist – einheimste.

Während im alten Ägypten die Fingernägel bereits grün und silbern gefärbt wurden, ist der rote Nagellack wohl erst eine

Errungenschaft der neuesten Zeit und nicht zuletzt auch ein Ergebnis der amerikanischen Rassengesetzgebung. Hellhäutige Mischlinge färbten sich die Fingernägel rot, um ihren hellblauen Mond, ein Merkmal schwarzhäutiger Rassen, und damit ihre Abstammung zu »vertuschen«.

Eines der ältesten erhaltenen Rezepte zur Handpflege ist uns von MARIA VON MEDICI überliefert. Diese ebenso schöne wie historisch umstrittene Frau war mit HEINRICH IV. von Frankreich verheiratet und behielt über dessen Tod hinaus bestimmenden Einfluß am französischen Hof. Ihr Rezept zur Erhaltung weißer Hände ist ebenso einfach wie wirksam.

Handmaske der Maria Medici
Verschlagen Sie eine Messerspitze Alaun mit einem Eiweiß und tragen Sie die so entstandene Flüssigkeit auf die Handrücken auf. Nach dem Antrocknen abspülen und die Hände sanft abtrocknen.

Zur Reinigung der Hände verwendeten MARIA VON MEDICI und ihre Damen Orangenblütenwasser, das damals noch in italienischen Klöstern hergestellt wurde. Man glaubte, dieses Wasser schütze besonders vor ansteckenden Krankheiten.

Abreibung mit Orangenblütenwasser
Sie ist auch heute noch ein wahrer Luxus für die Hände. Die bei der Destillation von Orangenblüten gewonnene Flüssigkeit duftet nicht nur sehr fein, sie hat auch hautfreundliche Eigenschaften, die strapazierten Händen sehr zugute kommen.

Die Hofdamen der Königin ELISABETH I. VON ENGLAND hielten ebenfalls sehr auf zarte, weiße Hände. Sie gingen selten ohne kosmetische Betthandschuhe schlafen. Für die zur nächtlichen Pflege der Hände verwendeten Handpomaden sind uns zahlreiche Rezepte überliefert, von denen zwei hier mitgeteilt werden sollen.

Hände sprechen Bände

Englische Handpomaden

Erstes Rezept:
»Nimm vier Lot* Süßmandelöl, dreiviertel Lot Bienenwachs, dreiviertel Lot Walrat; jede dieser drei Substanzen wird in einer eigenen Schale erwärmt; sind die festen flüssig geworden, dann schütte sie alle drei in ein Gefäß und rühre fleißig um, damit die Mischung glatt werde. Ist dies geschehen, dann bringe die Mischung in einen Topf mit frischem Wasser, rühre die Pomade ständig um, und erneuere das Wasser so oft, bis es klar bleibt. Hierauf fülle die Pomade in einen Porzellantiegel und gieße Rosenwasser oder Flußwasser darauf.
Täglich nach dem Gebrauch gieße das Wasser ab und ersetze es regelmäßig durch neues. Abends vor dem Schlafengehen reibe die Hände mit ein wenig dieser Pomade ein und ziehe dann feinlederne Handschuhe an; mit denen lege dich zu Bett.«

Zweites Rezept:
»Nimm das Gelbe von zwei frischen Eiern, rühre es fein mit einem silbernen Löffel; setze zwei Eßlöffel Süßmandelöl zu und schlage es so lange, bis es ganz schaumig ist. Dann schlage allmählich zwei Lot Rosenwasser und zuletzt zwei Quentchen** Benzoetinktur hinzu. So kommt eine weiche schaumige Masse zustande. Kehre nun die Handschuhe um und tauche sie so lange in die Masse, bis sie ganz davon durchdrungen sind. Die so präparierten Handschuhe ziehe die Nacht über an.«

Allen »wahrhaft tugendsamen Damen« widmete der englische Arzt und Pflanzensammler NICHOLAS CULPEPER ein ganzes Buch mit Ratschlägen und Rezepten zur Schönheitspflege, das 1660 unter dem schon erwähnten Titel *Arts Master-Piece or the beautifying art of physics* erschienen ist.

---
* 1 Lot = etwa 16 Gramm.
** 1 Quentchen = etwa 4 Gramm.

Rezept gegen rissige Hände
nach Nicholas Culpeper

»Nimm Mastix, Rosenöl, weißes Wachs, jeweils in genügender Menge, und bereite daraus eine Salbe.«

Diese lakonischen Angaben bedürfen einiger Erläuterungen. Viele von NICHOLAS CULPEPERS Rezepten enthalten – wie das vorstehende – Rosenöl, meist als entzündungshemmenden Wirkstoff. Echtes Rosenöl ist aber sehr teuer; synthetisches Öl ist zwar wesentlich preiswerter, weist jedoch keine Heilwirkung auf. Es empfiehlt sich deshalb, als Ölanteil Olivenöl oder süßes Mandelöl zu verwenden und lediglich einige Tropfen synthetisches Rosenöl zur Parfümierung hinzuzufügen.

Auch Mastix, ein exotisches Harz, ist nicht gerade billig. Eine Handsalbe der empfohlenen Art ist also in jedem Fall ein Luxusartikel. Die Zubereitung hingegen ist nicht sehr kompliziert: Schmelzen Sie Mastix und Bienenwachs im Wasserbad und erwärmen Sie das Pflanzenöl. Verrühren Sie alles gut miteinander (mit dem Handmixer), bis es abgekühlt ist. Zum Schluß geben Sie einige Tropfen Rosenöl dazu.

Längst nicht so aufwendig ist das folgende, NICHOLAS CULPEPERS gleichem Buch entnommene Rezept.

Kräftigung der Fingernägel

»Es empfiehlt sich, blaue Irisblüten über Nacht in Wasser einzuweichen und mit dem Wasser regelmäßig die Fingernägel einzupinseln.«

Das Zeitalter der englischen Königin VIKTORIA war eine der glanzvollsten Epochen in der Geschichte des Vereinigten Königreiches. Der Einfluß, den sie auf das neunzehnte Jahrhundert ausgeübt hat, war jedoch – und nicht nur was Mode und Kosmetik angeht – sehr auf Seriösität bedacht und entbehrte bekanntlich nicht der Prüderie. Allerdings wurde auf zarte, weiße Hände und auf gepflegte Fingernägel besonderer Wert gelegt. Das folgende Rezept ist ebenso einfach wie wirksam.

Zitronenbehandlung für schöne Fingernägel
Reiben Sie die Nägel regelmäßig mit etwas Zitronensaft ab. Eine solche Behandlung wirkt überdies bleichend und kräftigend auf die Fingernägel.

Eine besondere kosmetische Errungenschaft jenes Zeitalters ist ein Utensil, dessen sich unsere Großmütter fleißig bedienten.

Polierkissen
Dieses besteht in der Regel aus Ziegenleder. Jede Dame hatte es früher auf ihrem Toilettentisch liegen. Heute gibt es dieses praktische Lederkißchen wieder in vielen Drogerien. Mit den Kißchen werden die unlackierten Nägel poliert. Das regt die Durchblutung an, kräftigt die Fingernägel und gibt ihnen einen schönen natürlichen Glanz.

Von zahllosen Rezepten aus Großmutters Zeiten läßt sich heute der Ursprung nicht mehr ermitteln. Sie haben sich von Generation zu Generation weitervererbt, und ihre Erfinderinnen sind anonym geblieben. Viele dieser Rezepte finden sich in alten Sammlungen, mitunter auch als Anhang in Kochbüchern. Sie sind zum Teil so praktisch und mit so wenig Aufwand herzustellen, daß ich einige davon hier nennen will.

Honigwasser
»Löse einen Teelöffel Honig in einem halben Liter warmen Wasser und gebe zwanzig Gramm Glyzerin dazu. Schüttle alles gut durcheinander und bewahre das Wasser in einer gut verkorkten Flasche auf. Die Lösung bleibt sehr lange haltbar. Reibe mehrmals täglich die Hände damit ein.«

Kastanienpulver
»Nimm wilde Kastanien, schäle sie, dörre sie und zerstoße sie in einem Mörser. Siebe sie durch ein feines Sieb und hebe das so erhaltene Kastanienmehl auf. Nimm ein paar Fingerspitzen voll unter ein paar Gläser Wasser, rühre es um und wasche damit die Hände.«

Mandelteig
»Zur Erhaltung schöner, weicher und weißer Hände ist folgendes Mittel sehr dienlich. Nimm sechzehn Lot abgeschälte bittere Mandeln, drei Lot Kraftmehl, den Dotter von vier Eiern und ein Viertel Weißwein. Dies alles wird in einer Pfanne unter beständigem Herumrühren bei gelindem Feuer gekocht. Die Masse wird nachher in eine steinerne Büchse gegeben. Nimm dann des Morgens und Abends eine walnußgroße Portion davon und wasche die Hände im Wasser damit.«

Dieses Rezept läßt sich um einiges vereinfachen; auch sollten Sie eine geringere Menge davon herstellen, da der Mandelteig nicht unbegrenzt haltbar ist: Nehmen Sie vier Eßlöffel Mandelkleie, einen Eßlöffel Mehl, ein Eigelb und so viel Weißwein, daß eine dickflüssige Masse entsteht. Diese müssen Sie unter ständigem Rühren zum Kochen bringen und auf ausgeschalteter Herdplatte beziehungsweise bei kleinster Hitzestufe weiterrühren.

STEPHANIE FABER teilt das folgende Rezept für ein Rosen-Handwaschgel mit. Diese duftende Rosengelatine ist eine Art Luxusseife aus Großmutters Zeiten. Es genügt schon eine sehr kleine Menge davon, um sich die Hände damit zu waschen. Durch die Beifügung von Bienenhonig wirkt die Waschung mit dem duftenden Gel sehr pflegend und glättend. Als Regenerationskur für rissige, spröde und rote Hände können Sie das Waschgel zeitweise anstelle von Seife benutzen.

Stephanie Fabers Rosen-Handwaschgel
Weichen Sie sechs Gramm (etwa drei Blatt) Blattgelatine – Sie können statt dessen auch Gelatinepulver verwenden – fünf Minuten in kaltem Wasser ein. Inzwischen schütten Sie hundert Gramm Rosenwasser in einen hohen Plastiktopf und erwärmen es im Wasserbad. Geben Sie nun die gut ausgedrückte Gelatine ins heiße Rosenwasser und verrühren Sie sie, bis sie sich ganz aufgelöst hat. Dann fügen Sie einen knappen Eßlöffel Bienenhonig hinzu und erwärmen die Mischung nochmals. Nehmen Sie die Masse von der Koch-

Hände sprechen Bände

platte und rühren Sie achtzig Gramm Glyzerin ein, dann verrühren Sie sie gründlich und parfümieren sie mit fünf Tropfen Rosenöl. Füllen Sie das Gel danach in eine Flasche mit breiter Öffnung oder in einen Cremetiegel und lassen Sie es offen stehen, bis die Mischung geleeartig fest ist.

Zarte Hände sind heute noch genauso gefragt wie in vergangenen Jahrhunderten, und viele schöne Frauen unserer Zeit schwören wie unsere Großmütter auf die einfachen Pflegemittel, die die Natur uns schenkt. MARLENE DIETRICH zum Beispiel pflegt ihre Hände mit Lanolin.

Marlene Dietrichs Lanolinpackung
Sie massiert ihre Hände dick mit Lanolin ein und läßt diese Packung mindestens eine halbe Stunde lang einwirken, ehe sie das überschüssige Fett mit Papiertüchern abtupft.

ELIZABETH TAYLOR verwendet die folgende Packung.

Elizabeth Taylors Avocadopackung
Die Hälfte einer reifen Avocado wird mit etwas Butter zu einer Creme püriert, die dick auf die Handrücken verstrichen wird und dreißig Minuten einwirken sollte.

Ganz ähnlich lautet das Rezept, das das bekannte Covergirl LORA MILLIGAN gegen rauhe Hände empfiehlt.

Avocadopackung nach Lora Milligan
Eine halbe Avocado wird zerdrückt und mit etwas Eigelb und einem Spritzer Zitronensaft verrührt. Auf den Handrücken aufgetragen, soll die Packung eine halbe Stunde einwirken.

OLGA TSCHECHOWA empfiehlt für die Handpflege Kartoffeln. »Das Kochwasser von Kartoffeln sollten Sie nicht weggießen, sondern als Handwaschwasser verwenden!« Auch bei der folgenden Packung stellen Kartoffeln einen wesentlichen Bestandteil dar.

Kartoffelpackung nach Olga Tschechowa
»Drei bis vier mehlige Kartoffeln werden breiig gekocht, mit einer Vierteltasse Milch und zur Veredelung mit ein paar

Tropfen Rosenwasser gemischt. Mit dieser Paste reiben Sie die Hände gut und leicht massierend ein. Nach fünf Minuten wird die Breipaste mit kaltem Wasser abgewaschen. Die Hände anschließend eincremen.
Der Erfolg ist, wenn dieser Aufstrich vier Wochen lang täglich durchgeführt wird, verblüffend: Sie haben feine, weiche und weiße Hände.«

In vielen international renommierten Kosmetiksalons spielen natürliche Pflegemittel eine große Rolle, auch bei der Handpflege. Von CLARE MAXWELL HUDSON, die eine solche Kosmetikpraxis in London führt, stammen die folgenden Rezepte.

Lady Hudsons seidige Handcreme
Sie benötigen dazu: einen Eßlöffel Stearinsäure, zwei Teelöffel süßes Mandelöl, einen Teelöffel Cetylalkohol, sechs Eßlöffel destilliertes Wasser, einen Eßlöffel Glyzerin und einen Viertelteelöffel Spülmittel.
»Schmelzen Sie die Öle im Wasserbad und erhitzen Sie das Wasser in separaten Gefäßen. Nehmen Sie die Gefäße vom Feuer und gießen Sie langsam das Wasser zu den Ölen, wobei sie ständig mit einem niedrig eingestellten Handmixgerät rühren. Die Creme wird sofort weiß, und nach wenigen Minuten haben Sie etwa eine Tasse schneeweiße, seidige Creme, die sofort einzieht und Ihren Händen einen Sternenschimmer verleiht. Da ich von der Wirkung dieser Creme begeistert bin, verwende ich sie auch als Körperlotion.«

Lady Hudsons Mandelhandcreme
Sie benötigen zwei Teelöffel Lanolin, eineinhalb Teelöffel Kakaobutter, einen Teelöffel Bienenwachs, fünf Teelöffel Vaseline, einen Teelöffel süßes Mandelöl, zwei Eßlöffel destilliertes Wasser, eineinviertel Teelöffel Borax und als Parfüm Mandelessenz (oder Bittermandelöl).
»Schmelzen Sie die Öle und Wachse miteinander im Wasserbad, ziehen Sie den Topf vom Feuer und fügen Sie langsam das separat gewärmte Wasser hinzu, in dem Sie den Borax aufgelöst haben. Rühren Sie nur von Hand – das genügt, da

die Creme schnell fest wird. In dem Augenblick, in dem Sie das Wasser hinzugießen, wird die Creme nämlich schon weiß. Die angegebenen Mengen ergeben etwa eine Tasse herrlich weiche Creme, die ich am liebsten mit Mandelessenz parfümiere. Sie können natürlich auch einen anderen Duft wählen – Lavendelöl, Thymian oder vielleicht sogar Pfirsichextrakt, der Ihrer Creme einen Hauch von Luxus verleiht. Das ist meine Lieblingshandcreme, weil sie kein bißchen fettig ist und es daher keinen Grund gibt, sie nicht nach jedem Händewaschen aufzutragen.«

Lady Hudsons Bleichmittel für Fingernägel
»Wenn Sie rauchen oder oft Nagellack tragen, weisen Ihre Fingernägel manchmal eine unschöne Verfärbung auf. Probieren Sie in diesen Fällen das folgende Nagelbleichrezept: Vermischen Sie drei Eßlöffel Orangenblütenwasser mit einem Teelöffel Zitronensaft in einem Fläschchen und tragen Sie die Flüssigkeit so oft wie möglich auf die unlackierten Nägel auf.
Eine französische Maniküre riet mir, nur Zitronensaft zu verwenden. Sie drückt eine Zitrone aus, füllt den Saft in ein leeres Nagellackfläschchen und bemalt ihre Nägel mit dem Pinsel zweimal täglich. Sie versichert, dies würde die Fingernägel nicht nur bleichen, sondern auch kräftigen.«

Der Pionier der neuzeitlichen amerikanischen Ernährungslehre GAYELORD HAUSER, der zahlreiche Prominente und Stars zu seinen Klienten zählt, befaßt sich auch mit Fragen der Kosmetik. Das nachfolgende Rezept für eine Handlotion erinnert in seiner Zusammensetzung an die Handpflegemittel »à la Großmama«.

Gayelord Hausers Handlotion
»Diese Lotion enthält zwei der wirkungsvollsten Feuchtigkeitsspender, die die Natur kennt: Glyzerin und Honig. Die Lotion selbst ist nicht klebrig. Schütteln Sie in einer Flasche folgende Zutaten durch: eine dreiviertel Tasse Rosenwasser, eine viertel Tasse Glyzerin, ein viertel Teelöffel Essig, ein viertel Teelöffel Honig.«

Die Nichte der fast schon legendären HELENA RUBINSTEIN, MALA RUBINSTEIN, hat sich, wie ihre berühmte Tante, dem Dienst an der Schönheit verschrieben. Zum Thema Handpflege empfiehlt sie eine besondere Gymnastik.

Mala Rubinsteins Handgymnastik
»Manche Leute ›runzeln‹ ihre Hände, selbst wenn sie mit den Lippen lächeln; ihre Hände sind verkrampft, gespannt, die Adern treten hervor. Um entspannt aussehende Hände zu erhalten, halten Sie sie einen Augenblick über Ihren Kopf und beugen Sie einfach die Ellenbogen, bis die Hände aufwärts stehen. Danach legen Sie sie mit nach oben gerichteten Handflächen in Ihren Schoß und konzentrieren sich darauf, sie ruhig zu halten. Hier ein paar Übungen, die Sie jeweils einige Male wiederholen sollten.
Erstens: Aus dem Handgelenk die Hand auf und nieder bewegen, die Hand dabei entspannt lassen.
Zweitens: Bewegen Sie Hände und Arme langsam vor dem Körper zu sich hin und von sich weg. Bei den Bewegungen nach innen ›zieht‹ die Handfläche; bei denen nach außen ›stößt‹ das Handgelenk. Die Finger bleiben entspannt und passiv.«

Wir begannen dieses Kapitel mit einem Zitat von MAURICE MESSÉGUÉ. Von ihm stammen auch die folgenden Rezepte zur Pflege der »Blumen unseres Körpers«.

Maurice Mességués Handcreme
»Mein Lieblingsrezept: Frauen, die bildschöne Hände haben möchten, sollten sie täglich mit der folgenden Creme behandeln: Eine zerriebene Zitronenschale, eine zerdrückte Knolle weiße Lilie, hundert Gramm Rahm.«
Tragen Sie die Mischung auf die Hände auf und lassen Sie sie eine halbe Stunde einwirken. Dann waschen Sie die Hände.

Maurice Mességués Handbad
für schöne kräftige Nägel
»Gießen Sie je eine Prise Schafgarbenblüten, Birkenknospen und -blätter, Brennesselblätter, Ringelblumenblüten,

Rosmarin und Schöllkraut mit einem Liter kochendem Wasser auf.«
Etwas abkühlen lassen, dann abseihen und die Hände ausgiebig in dieser Flüssigkeit baden.

*Maurice Mességués Handbad
gegen rauhe Hände und brüchige Nägel*
Eine Tasse Olivenöl wird leicht erwärmt und mit einigen Spritzern Zitronensaft versetzt. Die Hände ausgiebig darin baden.

MAURICE MESSÉGUÉ hat für die Hausfrau noch drei einfache, aber nützliche Tips bereit: »Um Ihre Hände von den Küchengerüchen zu befreien, reiben Sie sie mit etwas Essig ab; um Knoblauchgeruch loszuwerden, benützen Sie Kaffeesatz; und gegen Zwiebelgeruch nehmen Sie frische Petersilie.«

9
EXOTISCHE REZEPTE

Die Kosmetikgeheimnisse exotischer Schönheiten stellen nicht nur ein interessantes Gebiet der Kulturgeschichte dar, sie liefern auch viele brauchbare Rezepturen, die eine moderne Frau unserer Breiten mit gutem Erfolg für ihre Pflege anwenden kann.

Das Interesse an solchen exotischen Rezepten entstand durchaus nicht erst in unserem »informationssüchtigen« Zeitalter. Bereits 1861 erschien zum Beispiel, herausgegeben von einem Herrn J. BEYSE, seines Zeichens Techniker, ein Büchlein mit dem vielversprechenden Titel *Kosmetikon oder Der erfahrene Rathgeber über die Geheimnisse der körperlichen Schönheit: Eine gründliche Anweisung, den ganzen Körper sowie alle Theile desselben zu pflegen, auf den höchsten Grad der Schönheit zu bringen und bis ins vorgerückte Alter darauf zu erhalten.* Darin teilt der Verfasser unter anderem das Rezept für ein »Orientalisches Serailbad« mit, zu dem er erklärt: »Bis jetzt bildete es ein großes Geheimnis, und ich glaube der Damenwelt mit der Veröffentlichung dieses Rezeptes einen nicht unbedeutenden Dienst zu erweisen.«

Orientalisches Serailbad
»Wilde Kastanien werden geschält, getrocknet und fein zerstoßen. Von diesem Kastanienpulver nehmen Sie zwei Pfund und rühren es unter das Bad. Dann setzen Sie ihm ein Lot* Mandelkleie von bittern Mandeln, zwei Lot Benzoetinktur und einen halben Flakon gutes Kölnischwasser zu.« Dieses pflegende Bad orientalischer »Favoritinnen« können Sie auch selbst zubereiten; allerdings sollten Sie, um einer Verstopfung der Abflüsse vorzubeugen, das Kastanienmehl und die Mandelkleie in ein Badesäckchen geben. Für unsere

---
* 1 Lot entspricht etwa 16 Gramm.

modernen Körperformwannen reicht es aus, wenn Sie die Hälfte der angegebenen Zutaten verwenden.

Ein Rezept für die »Schönheitspflege von innen« ist ein Tee, über den ein Gewährsmann aus Großmamas Zeiten Erstaunliches zu berichten weiß.

Serkis oder Sultaninnentee
»Der Serkis ist eine Art Katzenpfötchen, das als Tee gebraucht wird. Das Katzenpfötchen (Gnaphalium dioicum) ist eine kleine, ausdauernde Pflanze, die auf den trockenen Rasenplätzen der Berge wächst. Das asiatische Katzenpfötchen ist am Fuße eines Berges bei Mekka beheimatet. Der Sultan läßt es sorgfältig bewachen, und jeder, der sich dem Ort, wo man es kultiviert, nähern wollte, würde mit dem Tode bestraft. Die Sultaninnen benutzen es häufig, und reiche Frauen in Konstantinopel kaufen es um hohe Summen denjenigen ab, die unter Lebensgefahr heimlich davon entwenden. Der ›Sultaninnentee‹ ist wohlschmeckend, und seine Kraft ist so wunderbar, daß eine Frau von sechzig Jahren nur halb so alt zu sein scheint.«

Die Katzenpfötchen sind auch heute, wo sie nicht mehr unter Lebensgefahr gesammelt werden müssen, nicht ganz billig. Doch da sie entschlacken und entgiften und sich dadurch auch vorteilhaft auf den Teint auswirken, ist eine Kur mit diesem Tee durchaus empfehlenswert.

In Indien wird ein Mädchen zehn Tage, bevor es heiratet, mit einer duftenden Paste massiert. Diese reinigt und stimuliert die Haut gründlich und hinterläßt einen betörenden Jasminduft. Wer in manchen Gegenden Indiens und Pakistans ein Haus betritt und darin starken Jasminduft bemerkt, weiß, daß hier eine zukünftige Braut wohnt.

Massagegeheimnis indischer Bräute
Ein Eßlöffel getrocknete, gemahlene Orangenschale, ein Eßlöffel getrocknete, gemahlene Zitronenschale, zwei Eßlöffel gemahlene Mandeln, eine Prise Salz, ein Eßlöffel Weizenmehl und ein Eßlöffel zerriebener Thymian werden

mit so viel süßem Mandelöl vermischt, daß eine ziemlich feste Paste entsteht, die zum Schluß mit einigen Tropfen Jasminöl parfümiert wird. Nach dem Einreiben mit dieser Paste nehmen Sie ein Bad oder eine Dusche.

In Kaschmir sollen die Frauen eine besonders schöne Haut haben – nicht zuletzt dank der folgenden Rezepte.

Hafermehlpaste aus Kaschmir
Vermischen Sie einen Teelöffel Hafermehl, einen Teelöffel feingemahlene Orangenschale und einen Teelöffel gemahlene Mandeln. Das Ganze rühren Sie mit etwas warmem Wasser an und rubbeln damit sanft das Gesicht ab. Anschließend spülen Sie Ihr Gesicht sorgfältig nach.

Apfelrindenwasser aus Kaschmir
Übergießen Sie vier Eßlöffel zerkleinerte Apfelbaumrinde mit einem halben Liter kochenden Wasser und fügen Sie einen Eßlöffel Salbei hinzu. Einige Minuten ziehen lassen und abseihen. Waschen Sie dann Gesicht und Hals mit dieser Flüssigkeit, die übrigens auch gegen Falten wirken soll.

Aus Afghanistan stammen die nächsten beiden Rezepte.

Afghanische Massagepaste
Verrühren Sie einige Löffel Weizen- oder Hafermehl mit etwas Sahne zu einer Masse und massieren Sie den ganzen Körper damit kräftig ein. Anschließend baden oder duschen.

Nährcreme aus Afghanistan
»Koche den Rahm, schöpfe die Haut in ein Musselinsäckchen ab und reibe das Gesicht damit ein.«

In Persien pflegen die Frauen ihr Gesicht mit einer Maske, die als wahres Hautverjüngungsmittel gilt.

Persische Gerstenmaske
Vermischen Sie eine halbe Tasse Gerstenmehl, einen Eßlöffel Honig und so viel Eiweiß, daß ein fester Brei entsteht. Tragen Sie diesen auf das Gesicht auf und lassen Sie ihn etwa

eine Stunde einwirken. Dann waschen Sie ihn abwechselnd mit warmem und kaltem Wasser ab. Nehmen Sie zuletzt kaltes Wasser, damit sich die Poren schließen.

Um einen zarten Teint zu bewahren, verwenden viele Türkinnen die folgende Maske, die überdies straffend und glättend wirkt und eine leichte Bleichwirkung hat.

Bleichende Maske aus der Türkei
Vermischen Sie zwei Eßlöffel Bleicherde, zwei Eßlöffel Molke, einen Teelöffel Orangenblütenwasser, eine Prise gemahlene Gewürznelken, eine Prise doppeltkohlensaures Natron und einen Teelöffel Honig miteinander. Statt der Molke können Sie auch Milch nehmen; die Molke bleicht allerdings besser.

Eine recht originelle Idee zur Gesichtspflege stammt aus Griechenland.

Griechische Zuckerkugeln
Geben Sie eineinhalb Eßlöffel Zucker und einen halben Eßlöffel Wasser in einen Topf. Auf kleine Flamme stellen, bis Wasser und Zucker zu karamelisieren beginnen. Nehmen Sie dann den Topf vom Herd und rühren Sie ein geschlagenes Eigelb darunter. Nun kommt der Topf eine Minute lang wieder auf die Flamme. Anschließend mischen Sie ein paar Tropfen Zitronensaft darunter. Wenn die Masse erkaltet ist, formen Sie daraus kleine Bällchen und bewahren diese in einem Tiegel auf, um sie entweder in Ihrem Waschwasser oder – erneut angefeuchtet – als Gesichtsmaske zu verwenden.

Ganz ähnlich ist ein brasilianisches Rezept für eine Gesichtsmaske.

Brasilianische Zuckerwaschung
Seifen Sie Ihr Gesicht gut ab und geben Sie zum Seifenschaum eine kleine Menge Zucker. Massieren Sie diese Mischung einige Minuten lang gut ein. Dann spülen Sie Ihr Gesicht mit warmem Wasser ab. Wenn Ihnen Ihre Haut

»schmutzig«, fleckig oder picklig vorkommt, führt mehrtägiges Waschen mit Zucker zu einer bemerkenswerten Verbesserung.

Auf den Westindischen Inseln, wo Überfluß an Bananen herrscht, erhalten die Frauen ihr Gesicht mit der folgenden Packung faltenfrei:

Westindische Bananen-Packung
Zerdrücken Sie eine halbe reife Banane und mischen Sie einen Teelöffel Honig und zwei Teelöffel Sahne darunter. Tragen Sie die Masse auf das Gesicht auf und lassen Sie sie eine halbe Stunde lang einwirken. Mit viel lauwarmem Wasser abwaschen. Bananen wirken beruhigend und pflegen besonders die trockene Haut.

10
Fit und in Form

Fitneß ist ein Begriff unserer Tage. Wollten Frauen noch vor hundert Jahren sich sportlich betätigen, so mußten sie das wohlverwahrt in beengenden, hinderlichen Kleidungsstücken tun. Erst in den letzten Jahrzehnten eroberten sie sich auch auf diesem Gebiet ihren Platz. Aber selbst in unserer aufgeschlossenen Zeit ist so manche Sportart für Frauen noch umstritten – nicht etwa, weil sie ungesund, sondern weil sie unweiblich sei! Frauen, die in ihrem Beruf ihren Körper einsetzen müssen und ihn deshalb gesund, schön und leistungsfähig erhalten wollen, haben sich allerdings über solche Vorurteile schon seit langem hinweggesetzt.

Neben Gymnastik und Körpertraining sind, wenn Frauen sich fit fühlen wollen, auch Schlaf und Entspannung wichtig. Sie spielen eine nicht zu unterschätzende Rolle in der Schönheitspflege, ohne die alle äußere Kosmetik nicht nützt. Schon die große »alte Dame« der Kosmetik HELENA RUBINSTEIN sagte zu Recht: »Schlaf ist wichtiger als Puder!«

Bewegung gehört zu den wichtigsten und billigsten Schönheitsmitteln überhaupt. Viele Frauen, die wegen ihrer Schönheit weltberühmt wurden, machten regelmäßige *Spaziergänge*.

So war zum Beispiel GRETA GARBO eine passionierte Fußgängerin, der man oft an den Stränden und auf den Hügeln von Hollywood begegnen konnte. Auch MARLENE DIETRICH ging stundenlang spazieren, ebenso INGRID BERGMANN, die oft auch in Begleitung ihrer Kinder Wanderungen unternahm.

GRETA GARBO und MARLENE DIETRICH waren es auch, die das *Hollywood-Schönheitsbrett* populär machten. Jahrelang wurde an ihrer unverwüstlichen Jugendlichkeit und Frische herumgerätselt, bis bekannt wurde, daß es bei ihnen zu Hause ein Brett gab, auf dem sie mehrere Male am Tag langgestreckt ausruhten. Das half ihnen, ihre Schönheit zu bewahren. Ein solches Brett wird am Kopfende tiefer gestellt als am Fußende. Es fördert die Durchblutung des Gehirns und der Gesichtshaut und entlastet müde Füße. Als ein solches »Wunderbrett« reicht ohne weiteres ein Bügelbrett.

Die berühmten Schönheiten unserer Tage lassen es nicht bei Spaziergängen und regelmäßigen Entspannungsübungen bewenden. Für viele von ihnen ist täglicher Sport nicht nur eine Garantie für eine wohlproportionierte Figur, sondern auch ein unentbehrliches Lebenselixier, – so für das international gefragte Fotomodell LORA MILLIGAN:

»Ein Leben ohne Sport wäre für mich undenkbar. Wenn ich zu Hause in Indiana bin, laufe ich Wasserski, Rollschuh, Schlittschuh, mache Hürdenlauf und gehe Drachenfliegen. Außerdem tanze ich für mein Leben gern. Bin ich beruflich auf Reisen, mache ich regelmäßig jede Woche zweimal *Bodybuilding,* damit mein Körper ›in Schuß‹ bleibt. Es ist wirklich die tollste Methode, Fettpolster und manchmal auch Aggressionen abzubauen. Die Angst vieler Frauen vor häßlichen Muskelpaketen ist mir unverständlich, denn die bekommt nur, wer sich täglich mindestens drei oder vier Stunden an den Geräten abschindet.

Rollschuhe habe ich eigentlich immer im Reisegepäck, denn nach einem Tag im Studio brauche ich einfach viel Bewegung in frischer Luft. Dabei lerne ich meine Umgebung kennen, tanke ordentlich Sauerstoff und fühle mich hinterher herrlich frisch und durchblutet.«

Auch JANE FONDA absolviert täglich ein umfangreiches Trainingsprogramm, das recht viel Zeit beansprucht. Ballettstunden gehören dazu und natürlich vor allem *Aerobic,* das inzwischen international bekannte Fitneßtraining. »Ich habe Aerobic in den Vereinigten Staaten unter die Leute gebracht«, sagt JANE FONDA stolz. »Ich begriff sofort, daß diese Übungen meinem Körper Schwung und Energie liefern. Außerdem kostet das Turnen ganz schön Kalorien. Fettpölsterchen haben bei mir keine Chance. Ich habe eine straffe Haut und feste Muskeln.«

Um ihre Figur zu halten, braucht auch Popsängerin OLIVIA NEWTON-JOHN keine Diät. Sie spielt *Tennis*.

»In diesem Sport bin ich fast so etwas wie ein Profi. Tennis hält mich in Form. Man tobt sich draußen an der frischen Luft so richtig aus. Man bewegt sich viel, läuft, springt, beugt und streckt den Körper wie bei einer Gymnastik, nur viel schneller, fließender und selbstverständlicher. Beim Tennis nimmt der Organismus viel Sauerstoff auf. Man muß richtig atmen, wenn man nicht nach einer Viertelstunde schlappmachen will. Natürlich strengt Tennis an. Das aber verhindert, daß man dick wird. Es gibt keine molligen Tennisprofis.«

RAQUEL WELCH macht morgens Ballett und Gymnastik und hält sich mit täglich einer Stunde *Yoga* in Form. »Dank Yoga habe ich es nicht mehr nötig, mich zu schminken oder mich sexy anzuziehen: Ich bin sexy!«

BARBRA STREISAND geht viel spazieren und schwimmt sehr häufig. Außerdem schätzt sie die wohltuende Wirkung eines allwöchentlichen Besuchs der *Sauna*. »Nach der Sauna lasse ich mich dann von einem Masseur kräftig durchkneten. Anschließend lege ich mich für zwei Stunden ins Bett. Wenn ich dann wieder aufstehe, fühle ich mich, als könnte ich Bäume ausreißen!«

»Ohne Disziplin geht es nicht«, meint FARRAH FAWCETT-MAJORS. Ihr Fitneßtip: Regelmäßige Gymnastik, Jogging, Sauna und Yoga. Auch viel *Schlaf* unterstützt ihrer Meinung nach ein gutes Aussehen. Um auch tatsächlich tief schlafen zu können, gönnt sie sich jeden Abend einen Schlummertrunk: er besteht aus Mineralwasser mit einem Schuß Zitronensaft und einem Teelöffel Honig.

Schlaf gehört auch zu den Kosmetikgeheimnissen von MARISA BERENSON: »Ich schlafe sehr viel, mindestens acht, neun Stunden pro Nacht. Das betrachte ich als notwendigen Luxus.«

Einen einfachen Tip verrät die unermüdliche BIANCA JAGGER:

Übung für einen schönen Gang nach Bianca Jagger
»Ich gehe jeden Tag ein paar Minuten durchs Zimmer und konzentriere mich mit den Gedanken so auf die Kniekehlen, daß ich sie spüre. Das strafft die Rückenmuskeln.«

Und wie erhält sich Bo DEREK ihren schönen Busen?

Trockenschwimmen nach Bo Derek
»Auf meinem Programm steht jeden Morgen eine kalte Dusche und anschließend ein Schwimmtraining auf dem Teppich, wobei ich mindestens fünfzig Schwimmbewegungen ausführe.«

GAYELORD HAUSER erklärt uns nicht ohne Humor: »Seitdem wir überwiegend zu sitzenden Menschen geworden sind, ist es zu einer mißlichen Erscheinung gekommen, die man – gewiß nicht unzutreffend – auch als das ›Fernseh-Hinterteil‹ bezeichnet hat. Um den Wirkungen allzu langen Sitzens zu begegnen, möchte ich Ihnen eine einfache und doch wirkungsvolle Übung vorstellen, die Ihre Gesäßmuskeln strafft und Ihnen beim Abspecken eines aus der Fasson geratenen Hinterteils hilft.«

Übung zur Straffung der Gesäßmuskeln nach Gayelord Hauser
»Setzen Sie sich während des Fernsehens auf den Boden, ziehen Sie die Knie an, umschließen Sie die Beine mit den Armen und schaukeln Sie wie auf einem Schaukelpferd! Schaukeln und rollen Sie vorwärts, rückwärts und seitwärts. Bald spüren Sie die Anspannung in Ihren Gesäßmuskeln, die Blutzirkulation im ganzen Körper belebt sich. Diese Übung, bei der Sie mit wenigen Minuten anfangen, können Sie bis auf rund zehn Minuten steigern, und sie wird Ihnen gewiß Spaß machen. Es könnte sogar sein, daß Sie sich im Anschluß daran so kräftig fühlen, daß Sie aufstehen, den Fernseher abschalten und einen Spaziergang machen!«

Und da GAYELORD HAUSER ebenfalls die Meinung vertritt, daß Schlaf eines der besten Schönheitsmittel ist, teilt er auch gleich das Rezept für einen beruhigenden Schlummertrunk mit.

Schlummertrunk nach Gayelord Hauser
»Vermischen Sie einen Eßlöffel Magermilchpulver mit einer Tasse heißer Magermilch und schmecken Sie sie mit einem Teelöffel Honig ab. Trinken Sie den Schlummertrunk langsam. Um eine noch stärker beruhigende Wirkung zu erzielen, empfehlen einige Ernährungsfachleute, man solle mit der Milch zwei Kalziumtabletten einnehmen – anstelle der üblichen Schlafmittel, die leicht zur Gewohnheit werden. Ein heißes Milchgetränk, das vor dem Schlafengehen langsam getrunken wird, ist bekanntlich das beste Schlafmittel. Das warme Getränk lockt das Blut aus dem überaktiven Gehirn, das Kalzium wirkt beruhigend und entspannend – und binnen kurzem sind Sie eingeschlafen.«

Auf der exklusiven Schönheitsfarm »The Golden Door« in Escondico, Kalifornien, lassen sich die Reichen und Berühmten dieser Welt verschönern, BARBRA STREISAND beispielsweise, OLIVIA NEWTON-JOHN, CHRISTIE BRINKLEY und viele andere.

»Das Abnehmen ist eher eine gesunde Nebenerscheinung«, erklärt die Leiterin der Farm. »Das wird jedem Gast spätestens nach vierundzwanzig Stunden klar. Das meiste passiert in seinem Kopf. Hier fällt der Streß ab; der Gast bekommt die notwendige Ruhe, sich sehr kritisch mit seinem Lebensstil zu beschäftigen, und er horcht einmal in sich und seinen Körper hinein. Wir versuchen, jedem vor Augen zu führen, daß ein neues Leben, ein gesundes Leben, das bessere ist.« Jedes Zimmer hat ein privates Gärtchen, damit der Gast ungestört meditieren kann. Fernseher gibt es nicht, Zeitungen nur auf Bestellung. Hier sollen alle total abschalten und für eine Woche die Außenwelt vergessen können.

MARTHE KELLER, Weltstar aus der Schweiz, treibt viel Sport. Sie ist eine begeisterte Skiläuferin, schwimmt, joggt gerne und spielt Tennis. Als sie noch in Paris lebte, besuchte sie einmal in der Woche das *türkische Bad*.

»Dort massieren sich die Frauen gegenseitig verschiedene Öle in die Haut. Türkische Bäder sind wunderbar. Wenn man später, nach der sorgfältigen Reinigung, seinen Pfefferminztee trinkt und plaudernd beisammensitzt, fühlt man sich phantastisch.«

Die italienische Chansonsängerin MILVA geht am Wochende in die Sauna.

Milvas Saunavorschrift
»Wichtig ist allerdings, daß man richtig vorgeht: Zuerst heiß duschen, danach fest abtrocknen. Dann im Saunaraum mindestens sechs bis zehn Minuten schwitzen. Nach dem Aufguß schwitzen, bis eine leichte Herzbeschleunigung spürbar wird. Kurz kalt abduschen, dann ins kalte Becken. Nicht länger als fünfzehn Sekunden im Becken bleiben, dabei die Luft anhalten. Abtrocknen und, in den Bademantel gehüllt, auf einem Ruhebett mindestens zehn Minuten liegen.
So erhalte ich mir meine Haut frisch und straff, die ja bei der Arbeit in der Nacht und in verrauchten Räumen sonst schon längst gealtert wäre.«

MARLENE CHARELL, die deutsche Tänzerin, die in Paris Karriere machte, verrät einige Gymnastikübungen.

Abspecken nach Marlene Charell
Für Taille und Bauch: Jeden Morgen und jeden Abend zwanzigmal hintereinander Magen und Bauch stark einziehen und gleich darauf wieder herausschnellen lassen.
Für die Hüften: Flach auf dem Teppich liegend kräftig rechts und links herum um die eigene Achse rollen.
Für die Beckenpartie: Stehend zwanzigmal hintereinander die Gesäßmuskeln mit kräftigem Ruck anspannen und entspannen. Alle übrigen Körperteile dabei ruhig und unbeweglich lassen.

Auch SOPHIA LOREN meint: »Man sollte sich mehr *bewegen,* vor allem auch zu Hause. Statt im Sessel zu liegen, wandere ich herum, hebe hier etwas auf, räume dort etwas weg; ich mache auch Gartenarbeit. Ein bißchen Gymnastik schadet ebenfalls nicht, obwohl ich zugeben muß, daß ich mich nur selten dazu aufschwingen kann. Mir fällt es leichter, sinnvolle Arbeiten zu verrichten. Einfach nur turnen ist langweilig, finde ich. Aber wenn ich mit meinen Kindern spiele oder vor der Kamera stehe, dann kostet das soviel Energie, daß ich mir um meine Figur keine Sorgen zu machen brauche.«

Und SOPHIA LORENS Tip für alle, die gut aussehen möchten, heißt ebenfalls *Schlafen*. »Schlafen Sie so oft, so viel und so lange es geht. Im Schlaf entspannt sich der Körper. Mindestens neun Stunden pro Nacht sollten Sie sich gönnen. Eine ausgeruhte Frau wird niemals Schatten oder dunkle Ringe unter den Augen haben! Sie kann ihre Arbeit viel leichter bewältigen, ist ruhig und ausgeglichen. Nervosität, Hektik und Übermüdung machen alt und häßlich. Schlaf macht schön!«

Ein solider Lebenswandel ist nach Ansicht von CHRISTINE KAUFMANN das Patentrezept für jugendliches Aussehen. Die Mutter zweier halberwachsener Töchter raucht nicht und trinkt keinen Alkohol, und am liebsten liegt sie schon lange vor Mitternacht im Bett. »Mein Körper braucht *Schlaf,* Schlaf und nochmal Schlaf«, behauptet sie. Ihr Idealgewicht liegt bei vierundfünfzig Kilogramm. Um diese Grenze nicht zu überschreiten, radelt sie täglich, wie immer das Wetter sein mag, mindestens eine Stunde durch Feld, Wald und Wiesen.

Auf *Radfahren* schwört auch Showstar INGRID STEEGER. »Dabei kann ich mich so richtig von den anstrengenden Dreharbeiten erholen«, meint sie.

Außerdem hat sie sich ein *Rudergerät* gekauft, das sie täglich, morgens und abends, mindestens zehn Minuten lang eisern benutzt. »Ich rudere auf dem Teppich und strample mit den Beinen. Das strengt enorm an. Und am Anfang war ich anschließend auch immer ganz schön aus der Puste. Inzwischen hat sich mein Körper daran gewöhnt.«

Rudern und Radfahren stärkt die Muskulatur in Armen und Beinen, im Bauch und im Rücken. Die Brustmuskulatur strafft INGRID STEEGER zusätzlich mit Hilfe von *Hanteln*.

HANNELORE ELSNER hat ihr Idealgewicht auf zweiundfünfzig Kilogramm festgelegt. Alles, was darüber hinausgeht, ist bei einer Größe von einem Meter sechzig ihrer Meinung nach zuviel. Sie schwört auf das *Isomet-Rollgerät*.

»Manche Leute halten nicht viel davon. Ich kenne viele, die behaupten, die Übungen an diesem Gerät seien schädlich für die Wirbelsäule. Ich glaube das nicht. Ich benutze das Gerät jetzt schon so lange und habe noch nie Beschwerden gehabt. Im Gegenteil, die Bewegungen stärken die Bauchmuskeln, und ich bleibe garantiert schlank und elastisch. Ich halte diese Methode des Speck-Wegrollens für ideal. Natürlich müssen Sie sich beim Kauf eines Gerätes genau erklären lassen, wie Sie richtig damit umgehen.«

Und so hält RUTH MARIA KUBITSCHEK sich fit: »Ich sorge dafür, daß ich oft Gelegenheit finde, mich zu entspannen. Ich radele durch den Wald, turne ein bißchen oder benutze mein *Bali-Gerät*.« Dieses hat die Form einer großen Sicherheitsnadel. Es kostet im Fachhandel etwa fünfzig Mark und dient zur Kräftigung der Brust- und Beinmuskulatur.

»Ferner leiste ich mir oft *Wechselduschen mit anschließenden Bürstenmassagen*. Diese Beschäftigung mit meinem Körper wirkt beruhigend und besänftigend und hilft mir nach einem langen Arbeitstag, mich in kürzester Zeit zu entspannen. So vermeide ich Streßsituationen und fühle mich wohl.«

SENTA BERGER hält viel von der Bewegung in der frischen Luft. »*Schwimmen* gehört für mich zu den angenehmsten Pflichtübungen. Es hält schlank, fit und munter. Außerdem fahre ich gern Rad, am liebsten mit der ganzen Familie.«

Auch DIETLINDE TURBAN schwört auf *Schwimmen*. Morgens springt sie pünktlich um halb acht aus dem Bett und gleich danach in den Swimming-pool hinterm Haus. »Das mache ich fast das ganze Jahr über, vom Frühling bis weit in den Herbst, wenn das Wasser nur noch fünf Grad hat. Ich fühle mich danach herrlich erfrischt, von Kopf bis Fuß durchblutet und topfit.«

Danach macht sie ihre *Morgengymnastik*, ein paar Streck- und Dehnübungen – »damit die Muskeln so richtig in Schwung kommen«.

Fit und in Form

Mit *Gymnastik und Yoga* beginnt PETRA SCHÜRMANN den Tag. »Meine tägliche Gymnastik ist seit Jahren eine Selbstverständlichkeit. Ich gehöre auch zu den Yoga-Anhängern. Fünf Minuten pro Tag genügen schon, um sich unternehmungslustig und gegen alles gerüstet zu fühlen.«

FIONA THYSSEN zählte in den fünfziger Jahren zu den schönsten Fotomodellen der Welt und ist heute, mit fünfzig Jahren, immer noch eine schöne und anziehende Frau. Sie verrät eine zielgerichtete Gymnastikübung.

Fionas Gymnastik gegen Zellulitis
»Ich setze mich auf den Boden, strecke die Beine aus, winkele das linke Knie an und beuge es weit über das rechte Bein, bis ich mit dem Oberschenkel den Boden berühre. Dann kommt die Übung mit dem rechten Bein – immer im Wechsel, täglich dreißigmal.«

SYDNE ROME hat eine regelrechte Fitneßphilosophie entwickelt: »Für mich ist es wichtig, daß ich ausgeglichen bin. Nur dann wirkt meine Haut nicht müde, nur dann glänzen meine Augen. Und diese Ausgeglichenheit erreiche ich durch *Yoga*.«

Zwanzig Minuten täglich widmet sie ihren Übungen. Besondere Anlässe allerdings erfordern das Doppelte dieser Übungszeit: »Wenn ich weiß, daß ich eine lange Nacht vor mir habe, konzentriere ich mich vierzig Minuten lang. Danach werde ich garantiert nicht schläfrig.«

SYDNE ROME kennen wir auch als begeisterte Verfechterin der *Aerobic*. Wie ihr Vorbild JANE FONDA hat sie sich der neuen Gymnastikwelle verschrieben. »Eigentlich wurde dieses Training in Amerika für die Astronauten entwickelt. Aerobic ist herkömmlicher Gymnastik weit überlegen, weil das Tempo viel schneller ist. Ich arbeite seit drei Jahren täglich bis zu fünf Stunden nach diesem Prinzip. Und ich fühle mich, als wenn mir ein neuer Körper geschenkt worden wäre.

Natürlich sollte ein Neuling eher behutsam damit anfangen. Niemand hat von Anfang an die Kondition, die erforderlich ist, um das komplette Programm zu bewältigen. Aber es ist nicht wichtig, wie gut oder wie schlecht Sie zu Beginn sind, Sie werden mit jeder Übung besser. Im Grunde handelt es sich bei der Aerobic um eine Kombination aus Ballett, Jazzgymnastik und einigen Basisübungen aus dem Karate- und Judobereich.«

Die Schauspielerin ist deshalb so begeistert von der neuen Gymnastikwelle, weil Herz und Kreislauf in optimaler Form trainiert werden. Die rasch aufeinanderfolgenden Turnübungen führen dem Körper ein Höchstmaß an Sauerstoff zu. Das wiederum regt den Stoffwechsel an, kräftigt die Muskeln, sorgt für eine gute Durchblutung, und das Fettgewebe wird systematisch abgebaut.

In jüngster Zeit wurden von ärztlicher Seite gegenüber dem »Aerobicfieber« auch Bedenken geäußert. Für sportlich Untrainierte ist jedenfalls SYDNE ROMES Ratschlag zu beherzigen: Behutsam anfangen!

Im Showgeschäft müssen auch die Männer sehr auf ihre Figur, auf ihre Gesundheit und ihre Leistungsfähigkeit achten. Sie haben deshalb ebenfalls oft ihre besonderen Rezepte. Wenn zum Beispiel der gefeierte Sänger RENÉ KOLLO merkt, daß es ihm an Sauerstoff fehlt, dann unternimmt er regelmäßig *Spaziergänge und Wanderungen* – ganz gleich, wo er sich gerade befindet. »Ich laufe nach Möglichkeit durch einen Wald, aber nicht wie ein Jogger, sondern ich gehe in gutem Marschtempo.« Meistens hat er schon nach einer Stunde so viel Sauerstoff getankt, daß er sich wieder fit fühlt.

RENÉ KOLLO hat, wie viele Menschen, einen niedrigen Blutdruck und fühlt sich deshalb mitunter müde und abgeschlagen. Diesem Zustand begegnet er mit einem Mittel, das außerdem noch zu den Köstlichkeiten des Lebens zählt: er trinkt ein Gläschen *Champagner* und fühlt sich wieder obenauf.

Der Geheimtip des Schauspielers GÜNTER PFITZMANN, der seinen Sechziger längst hinter sich hat, sind *Atemübungen*. Am offenen Fenster atmet er jeden Morgen nicht nur tief durch, sondern er spürt dem Atem körperlich nach.

»Atmen ist Sich-Bewußtwerden«, philosophiert er. Für den vielgefragten Schauspieler ist richtiges Atmen oft die einzige

Methode, um sich zwischendurch zu entspannen und zu sich zu finden. »Richtig atmen, kurz durchatmen, entspannen, das kann ich in jeder Situation. Wenn ich aufgeregt bin vor Proben oder Vorstellungen, gibt mir richtiges Atmen wieder die innere Ruhe.«

HORST TAPPERT (alias Inspektor Derrick) erklärt lächelnd: »Ab einem gewissen Alter legt man natürlicherweise leichter Pfunde zu. Aber ich gebe mir Mühe, sie an die richtige Stelle zu dirigieren – in die Brust, den Rücken, die Schultern und in die Armmuskeln. Jeden Morgen mache ich deshalb fünfzehn bis zwanzig Minuten Training mit einem *Expander*.«

Bei jedem Wetter läuft er außerdem in den Dreh- oder Arbeitspausen eine Strecke im *Dauerlauf* und atmet dabei kräftig durch.

11
SCHÖNHEIT KANN MAN ESSEN

Um der Schönheit willen müssen Sie nicht unbedingt hungern – Sie können ihr zuliebe auch essen! Ernährungswissenschaftler haben schon seit langem bewiesen, daß schöne Haut und kräftiges glänzendes Haar sehr wesentlich von der Ernährung eines Menschen abhängen, und so haben viele Frauen, die tagtäglich im Rampenlicht stehen, nicht nur ihre eigenen Diätprogramme, sondern auch so manches Rezept für eine spezielle »Schönheitsnahrung« entwickelt.

Besonders ernährungsbewußt ist das amerikanische Fotomodell MARISA BERENSON. Sie verzichtet vollständig auf Fleisch, verwendet keinen Zucker und ißt keine Speisen, die chemische Konservierungsstoffe enthalten. *Naturkost,* davon ist sie überzeugt, hält sie fit, gesund und in Form. Außerdem ist sie ein Fan von *Kräutertees.* »Tee in allen Lebenslagen«, versichert sie überzeugt, wobei sie eine Mischung aus Hibiskus, Eukalyptus, Lindenblüten, Brennesseln und Sassafras bevorzugt. Von flüssiger Nahrung kann sie natürlich nicht dick werden. »Deshalb lebe ich auch die ganze Woche über hauptsächlich von selbstgemachten *Obst- und Gemüsesäften.* Ich trinke überhaupt sehr viel. Das sättigt nämlich auch. Und ich leiste mir täglich drei *Ginsengkapseln.* Da ich so gut wie nie krank bin, muß an diesem Ernährungsprinzip doch wohl etwas dran sein!«

Für Opernstar GRACE BUMBRY ist eine regelmäßige Verdauung eine grundlegende Voraussetzung für die Schönheit. Deshalb ißt sie jeden Morgen *Pflaumenkompott und gedörrte Aprikosen.*

Fotomodell MARGAUX HEMINGWAY verrät ihr Rezept für Schönheit und Gesundheit: »Ich trinke jeden Morgen ein Glas *Wasser mit Obstessig und Honig.*«

Victoria Principal, der amerikanische *Dallas*-Star, schluckt täglich *Vitamin-B-Tabletten.* »Und ich esse Unmengen von frischen Möhren, knabbere Salat, Radieschen, Kohlrabi – einfach alles, was knackig und frisch ist. Ich verzichte auf Kartoffeln, Brot und Nudeln, auf Süßigkeiten und auf Fett, denn ich halte solche Nahrung nicht für sehr gesund. Obst, Gemüse, Fleisch und Fisch enthalten alles, was der menschliche Organismus braucht.«

Linda Grey, der andere *Dallas*-Star, glaubt ebenfalls, daß man Schönheit schlucken kann. »Ich nehme jeden Morgen einen ›*Energiebrei*‹ zu mir, der aus zerstampften Mandelkernen, Sonnenblumenkernen, Sesam und Feigen besteht. Das hält jung und gibt mir Schwung!«

Und so schafft es Hollywoodstar Burt Lancaster mit über siebzig Jahren noch topfit zu sein: Er nimmt jeden Morgen einen Krafttrunk zu sich, den er »Tigermilch« nennt.

Burt Lancasters Tigermilch
Mit einem Liter Milch werden eine halbe Tasse Bierhefe, eine halbe Tasse Sojamehl, eine pürierte Banane, frischer Ananassaft und ein Löffel Honig vermischt.

Sophia Loren trinkt morgens ein Glas *Obstessig mit Wasser.* »Das erfrischt und entschlackt und sorgt von innen her für reine Haut. Ebenso verhält es sich mit *Zitronensaft.* Ich esse ganze Zitronen – sogar roh ohne Zucker.«

»Ich muß zwar nicht über unreine Haut klagen«, sagt Petra Schürmann, »doch vorsichtshalber mache ich jedes Jahr eine Kur mit *Bierhefe.* Ein Klümpchen davon wird in Milch aufgelöst und jeden Morgen getrunken, drei Wochen lang. Nach dieser Kur zur Blutreinigung fühle ich mich wieder sehr frisch.«

Auch Senta Berger hat einen Tip gegen unreine Haut: »Trinken Sie viel Tee. Das entschlackt und sorgt für eine Art innerer Spülung. Alle *Kräutertees* sind richtig, speziell aber Brennesseltee.«

DUNJA RAJTER empfiehlt: »Wer viel raucht oder sich oft in rauchigen Räumen aufhält, sollte viel *Quark* essen. Das verhindert die vorzeitige Alterung der Haut. Ich esse jeden Morgen eine große Schüssel Quark vermischt mit Milch.«

RUTH MARIA KUBITSCHEK löst durch gezielte Ernährung ihre Haarprobleme. »Mein Haar ist viel zu fein und sehr weich. Im Frühjahr mache ich deshalb eine kleine Kur, jedes Jahr. Ich esse morgens einen Brei aus etwas Wasser und einem Teelöffel *Kieselerde*. Das kräftigt die Haare von innen her.«

Mit großem Appetit verspeist DIETLINDE TURBAN jeden Morgen ihr *Müsli*, das sie mit Früchten aus dem Garten – je nach der Jahreszeit – zubereitet. Und regelmäßig ißt sie dazu einen *Salat aus Kapuzinerkresse,* die sie allmorgendlich frisch pflückt. Das frische Kraut der Kresse enthält viele Mineralstoffe, Eisen und Jod. »Oft presse ich mir auch den Saft aus und trinke ihn; er ist ein gutes Blutreinigungsmittel – also Kosmetik von innen.«

Tees empfiehlt MAURICE MESSÉGUÉ – natürlich in seinen je nach Zweck unterschiedlichen Kräutermischungen – als Schönheitsmittel.

Maurice Mességués Schönheitstees
Blutreinigungstee (bei Akne):
Pro Tasse genügen zwei Prisen Schafgarbe (Blätter und Blüten). Wirksam sind auch ein Aufguß von Quecke oder Brennesseltee oder Löwenzahnblättertee.
Tee für schönes Haar:
Pro Tasse je eine Prise Majoran, Rosmarin, Salbei, Thymian und Lindensplint.
Tee für eine schöne Haut:
Pro Tasse zwei Prisen Anis, Basilikum, Salbei, Lindenblüten und Lindensplint oder pro Tasse drei Prisen Erdbeerblätter. Wirksam ist auch Brennesseltee.
Tee für empfindliche trockene Haut:
Pro Tasse je zwei Prisen Schafgarbe, Pfefferminze und rote Rosen.

Tee gegen fettige Haut:
Pro Tasse je zwei Prisen Salbei, Quendel und Thymian.

Wenn von Schönheit und Nahrung die Rede ist, muß natürlich GAYELORD HAUSER zu Wort kommen – hier mit zwei Schönheitsratschlägen.

Gayelord Hausers Teint-Cocktail
»Schälen Sie zarten jungen Rhabarber, waschen Sie reife Gartenerdbeeren und lassen Sie beides durch die Gemüsepresse geben. Zwei Drittel Rhabarber und ein Drittel Erdbeeren sind eine gute Zusammenstellung. Süßen Sie diesen schönen, rosig gefärbten Saft mit etwas Honig. Der Saft ist leicht abführend, weshalb pro Tag nicht mehr als ein Glas davon getrunken werden sollte.«

Gayelord Hausers Haarkur
»Meinen Freunden, die ihrem ergrauten Haar seine ehemalige Farbe zurückwünschen oder zunehmender Kahlheit abhelfen wollen, empfehle ich folgendes: Trinkt möglichst viel Joghurt, sagen wir bis zu einem Liter täglich, und nehmt einen Eßlöffel Bierhefe nach jeder Mahlzeit. Eßt auch eine halbe Tasse Weizenkeime mit einem Eßlöffel Honig zum Frühstück. Haltet euch so oft wie möglich an Seefische und Leber. Und erwartet kein Wunder über Nacht: ein Wunder wird sich nicht ereignen. Doch werdet ihr nach sechs Monaten, wenn in eurem Fall überhaupt Resultate zu erwarten sind, wahrscheinlich entdecken, daß euer Haar dunkler und dichter wird.«

Schönheitsexpertin DIANE VON FÜRSTENBERG empfiehlt für Gesundheit und Schönheit vitaminreiche Kost.

Diane von Fürstenbergs Vitaminratschlag
»Vitamin A hält Ihre Haut weich und glatt. Mit seiner Hilfe kann Ihre Haut trockene Zellen abstoßen. Es beugt trockener und rauher Haut vor und sorgt für glänzendes Haar. Es findet sich vor allem in Honigmelonen, Karotten, Aprikosen, grünen Blattgemüsen, roten Rüben, Petersilie.

Vitamin D hilft Ihnen zu entspannen, wirkt nervenberuhigend und trägt zu gesundem Schlaf bei. Es ist knochenbildend und schenkt Ihnen daher gesunde Zähne. Viel Vitamin D enthalten Fisch und Lebertran sowie Milchprodukte.«

GERTRAUD GRUBER serviert auf ihrer Schönheitsfarm den Gästen ein wohlschmeckendes Müsli, das eine gute Verdauung garantiert.

Gertraud Grubers Müsli
Fünfzig Gramm geschroteter Leinsamen, eine Tasse frischer Obstsaft, ein bis zwei Eßlöffel geriebene Nüsse, ein Eßlöffel Diätzucker und ein paar eingeweichte, zerkleinerte Trockenpflaumen werden gut miteinander verrührt.

STEPHANIE FABER, die sich im Rahmen der Naturkosmetik auch mit der entsprechenden Ernährung befaßt, hat das folgende Frühstück entwickelt.

Schönheitsfrühstück à la Stephanie Faber
Sie nehmen dafür eine halbe Tasse Weizenkeime, eine Tasse Vollmilch, einen Teelöffel Bienenhonig, kleingehackte Nüsse und Früchte der Jahreszeit. Erwärmen Sie die Milch und lösen Sie den Bienenhonig darin auf. Die warme Honigmilch gießen Sie über die Weizenkeime und mengen die kleingehackten Nüsse und das frische Obst darunter.

Den krönenden Abschluß dieses Kapitels soll ein wahrhaft königliches Rezept bilden: der »Schönheitstrunk« von Königin ELISABETH II. VON ENGLAND. Missis ALMA MCKEE, die viele Jahre die Küche der königlichen Familie leitete, schreibt in ihrem Buch *To Set Before a Queen:* »Es gibt ein Geheimnis, das als Schlüssel für makellosen Teint betrachtet werden kann – Gerstenwasser.

Es stand stets auf der königlichen Tafel. Die Mitglieder der Königsfamilie tranken es regelmäßig, so daß ich annahm, es müsse etwas dran sein, und es selbst auch versuchte. Einen oder zwei Tage lang nur Gerstenwasser zu trinken ist wunderbar reinigend ... Es bewirkt wahre Wunder für die Haut.

Das Rezept war eines von denen, die ich mitnahm, als ich den königlichen Haushalt verließ. In Anbetracht seiner wohltuenden Wirkung hoffe ich, man werde mir das vergeben. Hier das Rezept.«

Gerstenwasser aus dem Buckingham-Palast
»Sie brauchen eine halbe Tasse Gerste, etwa drei Liter kochendes Wasser, zwei Zitronen (unbehandelt), sechs Orangen (unbehandelt), braunen Zucker oder Honig nach Geschmack. Geben Sie die Gerste in einen großen Topf, fügen Sie kochendes Wasser hinzu und lassen Sie es bei kleiner Flamme zugedeckt eine Stunde lang kochen. Inzwischen pressen Sie die Früchte aus und stellen den Saft bereit. Dann seihen Sie das Wasser der abgekochten Gerste in eine Schüssel, fügen Zucker oder Honig und die Schalen der Orangen und Zitronen hinzu. Lassen Sie die Flüssigkeit erkalten, anschließend entfernen Sie die Schalen und fügen Orangen- und Zitronensaft zu. Das fertige Getränk bewahren Sie am besten im Kühlschrank auf.«

12
Diätkuren der Stars

Nur wenige Frauen können soviel essen, wie sie möchten, ohne dabei zuzunehmen. Die meisten müssen sich doch eine mehr oder weniger strenge Disziplin auferlegen, wenn sie ihre Figur erhalten wollen. Während manche einfach fasten, befolgen andere eine Diät. Es gibt eben viele Methoden, rank und schlank zu bleiben. Einige dieser Methoden sollen hier vorgestellt werden.

AUDREY HEPBURN ist wegen ihrer grazilen Gestalt viel bewundert worden. Um sich diese Figur zu bewahren, legt sie hin und wieder eine viertägige Kur ein, die von dem amerikanischen Psychoanalytiker TERRY HUNT zusammengestellt wurde.

Hollywoodkur
Der Speiseplan für eine solche Kur sieht etwa folgendermaßen aus:
Erster Tag
Mittagessen: ein mageres Steak, dazu gemischter Salat, ein roher Apfel.
Abendessen: zwei hart- oder weichgekochte Eier, Schnittbohnen (eine mittlere Portion), eine halbe Grapefruit.
Zweiter Tag
Mittagessen: ein großes Glas Tomatensaft, ein mageres Hammelkotelett, Kopfsalat.
Abendessen: eine mittlere Portion Spinat, warmes Apfelmus.
Dritter Tag
Mittagessen: ein großes Glas Tomatensaft, zwei Rühreier (ohne Fett zubereitet), Salat.
Abendessen: ein mageres Steak, Kopfsalat, Ananas.

Vierte Tag
Mittagessen: ein mittleres Stück kaltes Roastbeef, gemischter Salat, ein roher Apfel.
Abendessen: zwei hart- oder weichgekochte Eier, Schnittbohnen, eine halbe Grapefruit.
Das Frühstück ist jeden Morgen das gleiche: nach dem Aufstehen ein großes Glas Wasser, später eine Tasse schwarzen Kaffee und ein großes Glas Grapefruitsaft. Vor dem Schlafengehen empfiehlt sich ein kleines Glas Grapefruit- oder Tomatensaft.

Sehr viel unkomplizierter sieht das Schlankheitsrezept von LIZA MINELLI aus. Ihr Geheimnis läßt sich in zwei Worte fassen: *Verdoppeln und Halbieren.* »Ich mache doppelt so lange Morgengymnastik, nämlich statt dreißig Minuten eine ganze Stunde. Und ich halbiere meine Mahlzeiten – ich esse einfach halbe Portionen.«

Noch einfacher erhält sich BIANCA JAGGER ihre schlanke Linie. »Nach opulenten Diners lege ich einfach zwei *Fastentage* ein. Dann trinke ich täglich drei Liter kalorienfreie Flüssigkeit und esse überhaupt nichts.«

Auch BARBRA STREISAND schwört aufs *Heilfasten.* Ein Wochenende Fasten – und Sie fühlen sich mit Sicherheit aktiver, jünger und gesünder. Die einzige Bedingung: Sie müssen sich jeder festen Nahrung enthalten. Erlaubt sind nur verschiedene Kräutertees und Fastensuppen. Spaziergänge, Atemübungen und Kaltwasserwaschungen tragen zum Erfolg bei. Wer zwei Tage lang dieses strenge Heilfasten durchhält, wird reich belohnt: der Körper ist frei von Schlacken, angesammelten Giftstoffen und tankt Energie.

»Habe ich geschlemmt, dann muß ich etwas für meine Figur tun«, sagt BARBRA STREISAND. »Und lieber beiße ich ein Wochenende in den sauren Apfel, als daß ich wochenlang faste.«

FARRAH FAWCETT-MAJORS wiegt bei einer Größe von einem Meter fünfundsechzig neunundvierzig Kilogramm. Damit sie dieses Gewicht nicht übersteigt, besteht ihr Abendessen meist nur aus einer *Avocado.* »Die hat zweihundertfünfzig Kalorien, sättigt und enthält die wichtigsten Nährstoffe. Morgens, so gegen elf, esse ich eine Handvoll Walnüsse und ein paar getrocknete Aprikosen. Mittags gibt es eine halbe Avocado mit Zitronensaft und ab und zu etwas mageres Fleisch, Fisch und Salat oder Obst. Meinen Durst lösche ich mit Mineralwasser.«

ELIZABETH TAYLOR galt einmal als schönste Frau der Welt. Heute sagt sie: »Mein eigenes Schönheitsideal hat sich gewandelt. Es ist nicht mehr mein Ehrgeiz, gertenschlank zu sein. Andererseits muß ich – vielleicht mehr als andere – auf meine Linie achten, weil ich für mein Leben gern esse. Mein Trick: ich lege jede Woche konsequent einen *Fruchtsafttag* ein. Dafür kann ich dann auch mal wieder nach Herzenslust schlemmen.«

LESLIE CARON ist mit Fünfzig noch ebenso anmutig und schlank wie vor zwei Jahrzehnten. Wie sie das macht? »Ich halte mein Gewicht«, sagt sie. »Man muß an sich arbeiten, man darf nicht schlampig sein, schon gar nicht, was das Gewicht betrifft. Schockt mich der Blick auf die Waage, esse ich *Sauerkraut.*« Wenn sie sich drei Tage lang fast ausschließlich von Sauerkraut ernährt, kann sie in dieser Zeit bis zu fünf Pfund abnehmen.

OLIVIA NEWTON-JOHN hält sich an die *Apfel-Eier-Diät.* Grundsätzlich gilt dabei die Faustregel, daß pro Ei ein Apfel gegessen werden muß. Das bedeutet, daß nicht drei harte Eier mittags und drei Äpfel abends verzehrt werden, sondern daß mit je einem Ei auch gleichzeitig je ein Apfel konsumiert werden soll. Kaffee, Tee, Mineralwasser und sogar entfettete Brühe sind erlaubt. Die letzte Mahlzeit des Tages sollte nicht zu spät eingenommen werden, weil weder Eier noch Äpfel leicht verdaulich sind. Essen Sie langsam und kauen Sie gut! In zwei Tagen können Sie so bis zu drei Pfund loswerden.

AMANDA LEAR hält sich mit *Äpfeln* schlank. Zwei bis drei Tage lang werden Äpfel in jeder Form – gedämpft, püriert, geraspelt oder roh – verzehrt. Nach dieser Diät haben Sie nicht nur einige Pfunde verloren – der ganze Organismus strahlt in neuer Frische. Das Haar glänzt schöner, und die Haut ist frisch und straff.

Was die Ernährung betrifft, hält JANE FONDA ganz strenge Vorschriften ein, denen sich auch ihre Familie unterwirft: »Ich esse weder *Salz noch Zucker*. Salz bindet Wasser im Körper, und Zucker macht dick, fördert Karies, Diabetes und Herzkrankheiten. Statt dessen süße ich mit Honig und würze mit Kräutern. Ich verzichte auch auf alle stark fetthaltigen Nahrungsmittel. Ich gebe Magermilch vor Vollmilch den Vorzug, esse Magerquark, frisches Obst, Gemüse und Vollkornbrot. Fleisch versuche ich ebenfalls nur in kleinen Mengen zu mir zu nehmen. Ich halte pflanzliches Eiweiß für gesünder. Bohnen, Reis und Getreide enthalten die entsprechenden Mengen. Alkohol trinke ich nie. Dafür habe ich immer genug kohlensäurefreies Mineralwasser. Schmackhaft und gesund sind übrigens auch *Joghurt-Mischungen mit Weizenkleie*. Die kann man zum Beispiel unter das Rührei geben oder einfach zwischendurch essen.«

GINA LOLLOBRIGIDA ist heute noch rank und schlank. Sie hält sich an die Diät des amerikanischen Psychiaters und Sexualwissenschaftlers Dr. DAVID REUBEN, die reich an Ballaststoffen ist.

Dr. Reubens Kleiediät
Sie dürfen nicht nur Vollkornbrot, Obst und Gemüse essen – Sie müssen sogar! Außerdem müssen Sie täglich mindestens acht Glas Wasser trinken. Weiter sollten Sie jeden Tag mindestens zwei Eßlöffel Weizenkleie unters Essen mischen und mindestens zwei Eßlöffel Joghurt zu sich nehmen.
Erlaubt sind: Vollkornbrot, Sojamehl- oder Buchweizenmehlprodukte, ungeschälter Reis, Obst, Gemüse, Milch und Milchprodukte, mageres Fleisch, magerer Fisch. Fette und Öle sollten nur in geringen Mengen verwendet werden.
Verboten sind: alle Weißmehlprodukte, Nudeln, Kartoffeln, Zucker, Süßigkeiten, Alkohol.

Und so hält SOPHIA LOREN ihre Linie: »Wer die italienische Küche kennt, weiß, wie schwer es ist, bei Nudeln, Pizza und allerlei leckerem Backwerk die Form zu behalten. Ich bemühe mich, niemals gedankenlos zu essen und zu trinken. Und ich zähle die Kalorien. Wenn ich mittags üppig geschlemmt habe, muß das Abendessen eben ausfallen. Und wenn ich mir heute Champagner, schweren Wein und einen Kognak zum Kaffee leiste, lege ich morgen einen *Mineralwassertag* ein. Nur so bleibe ich schlank.«

Einen sehr schmackhaften Tip hat MARLENE CHARELL für Sie bereit. Wenn Sie an sich zwei, drei Kilo zuviel feststellen, dann halten Sie sich an Spargel!

Marlene Charells Spargeldiät
Spargel schmeckt nicht nur köstlich, er entwässert auch das Gewebe, so daß man im Anschluß an diese Diät besonders frisch und jugendlich aussieht. Während dieser drei Tage dürfen Sie soviel Spargel essen, wie Sie mögen, außerdem auch andere – vor allem grüne – Gemüse und Magermilchprodukte. Bedenken Sie bereits beim Kochen des Spargels, daß Sie das Kochwasser in den verschiedensten Formen, zum Beispiel mit Joghurt vermischt oder mit geraspeltem Gemüse, trinken sollten. Salzen Sie deshalb nur wenig. Wichtig: Nierenkranke dürfen die Spargeldiät nicht anwenden!

OLGA TSCHECHOWA führte ihr gutes Aussehen auf strenge Selbstdisziplin zurück. Im Sommer wie im Winter stand sie gegen sechs Uhr früh auf und machte Atemübungen am offenen Fenster. Einmal in der Woche nahm sie einen ganzen Tag lang nur Kartoffeln zu sich.

Olga Tschechowas Kartoffeltag
Dabei werden bereits zum Frühstück zwei bis drei gut gereinigte Pellkartoffeln mittlerer Größe gegessen. Das Kartoffelwasser sollten Sie nicht weggießen, sondern heiß dazu trinken. Mittags werden drei bis vier Kartoffeln ohne Salz mit der Schale gegessen. Am Abend trinken Sie schluckweise heißes Kartoffelwasser, in das eine rohe Kartoffel gerieben wurde. Das entschlackt und sättigt zugleich.

Zur Abwechslung gab es bei OLGA TSCHECHOWA in manchen Wochen einen *Bohnentag.* Sie hielt sehr viel von abgekochten frischen Bohnen. So wie das Kartoffelwasser wird auch das heiße Bohnenwasser zu den Mahlzeiten getrunken. Und bisweilen legte OLGA TSCHECHOWA auch einen *Reistag* ein. Kochen Sie morgens zweihundert Gramm ungeschälten Reis und essen Sie ihn über den Tag verteilt. Der Reis kann mit einem geriebenen Apfel oder etwas Honig angereichert werden.

Wenn die Waage wieder einmal viel zuviel anzeigt, macht BARBARA VALENTIN eine Diät mit Grapefruits.

Grapefruitdiät nach Barbara Valentin
»Eine halbe Grapefruit vor und nach jeder Mahlzeit, dazwischen mageres Fleisch, Fisch, Käse, soviel Sie wollen. Auch Obst, Gemüse und Salate sind unbegrenzt erlaubt. Das Erstaunliche an dieser Diät: vier Tage lang passiert gar nichts. Am fünften Tag nehmen Sie plötzlich fünf Pfund ab!«

RUTH MARIA KUBITSCHEK bekämpft Übergewicht mit Disziplin: »Kein Alkohol, morgens ein Schwarzbrot, bloß mit Magerquark bestrichen, und schwarzen Tee. Später gibt es eine Möhre oder einen Apfel. Mittags leiste ich mir ein Steak und einen frischen Salat. Am Abend verzichte ich ganz auf das Essen.«

Von übertriebener Schlankheit hält sie ebensowenig wie von Fettleibigkeit. »Der liebe Gott hat uns Frauen mit Rundungen geschaffen, aber nicht fett auf die Welt gesetzt. Ein Fleischberg zu sein entspricht nicht der Rolle der Frau. Soweit sollte es nie kommen, das ist ja auch ungesund und unästhetisch. Wenn ich einmal richtig geschlemmt habe und der Rock- oder Hosenbund kneift, dann lege ich einen *Fastentag* ein. Und esse *Knoblauch!* Das entschlackt, und ich fühle mich danach sehr gut!«

INGRID STEEGER kann ihre Eßlust nur mit eisernem Willen bezwingen. »Ich habe ein Anti-Speck-System entwickelt. Wenn ich Hunger habe, mein erlaubtes Maß aber schon überschritten ist, gehe ich einfach ins Bett und lese etwas Lustiges.

Oder ich beiße die Zähne zusammen und rudere eine Runde auf dem Rudergerät.«

Und CHRISTINE KAUFMANN meint: »Ich achte auf meine Ernährung. Eiweiß sättigt, ohne dick zu machen. Fleisch, Fisch und magerer Quark sind die Hauptbestandteile meines Speiseplanes. Außerdem braucht der Körper Vitamine. Also sorge ich dafür, daß ich möglichst viele frische Kräuter, Salat, Obst, frisches Gemüse und Säfte aller Art im Hause habe. Auf Brot, Fett, Zucker, Kartoffeln und Nudeln verzichte ich meistens.«

Figurprobleme machen vor gekrönten Häuptern nicht halt, und so befolgen auch Königinnen oft strenge Diätvorschriften. ELISABETH II. VON ENGLAND beispielsweise verdankt ihre gute Figur regelmäßigen *Weizendiätkuren*. Wer vier Wochen lang eine Mahlzeit täglich durch Weizenbrei ersetzt, verliert ohne Anstrengung drei Kilo oder mehr. Entsprechende Weizendiäten gibt es in der Apotheke.

Königin SILVIA VON SCHWEDEN gibt freimütig zu: »Bei mir würde das herrliche, anläßlich von Empfängen und Gesellschaften übliche Essen am Hof schon ansetzen. Da muß ich mir eben eine Diät suchen, die mir liegt und hilft.« Das ist für SILVIA die Milch-Semmel-Kur des österreichischen Arztes Dr. FRANZ XAVER MAYR. Diese Diät hat die besonderen Vorteile, daß nichts gekocht werden muß, daß keine Zutaten abgewogen werden müssen, daß sie immer und überall eingehalten werden kann und daß sie die Leistungsfähigkeit nicht vermindert.

Milch-Semmel-Kur nach Dr. Mayr
Lassen Sie vier bis sechs Semmeln liegen, bis sie mindestens zwei Tage alt sind. Schneiden Sie die Brötchen so klein, daß Sie sie bequem zerkauen können. Dabei müssen Sie jedes einzelne Stückchen so lange kauen, bis es einen süßen Geschmack bekommt. Dann fügen Sie teelöffelweise rohe oder gekochte Milch hinzu. Dieser Milch-Semmel-Brei wird mehrmals durchgekaut und dann erst geschluckt. Auf diese Weise dürfen Sie täglich bis zu sechs Semmeln und bis zu

einer Tasse Milch genießen. Nach drei Tagen können Sie einen Gewichtsverlust von eineinhalb bis zwei Pfund verzeichnen.

Legen Sie daraufhin eine einwöchige Pause ein, in der Sie nicht unbedingt schlemmen sollten. Danach wiederholen Sie die Drei-Tage-Diät.

Ein einfacheres Programm befolgt Prinzessin PAOLA VON BELGIEN: »Ich halte nichts davon, wenn Frauen in einem gewissen Alter radikale Abmagerungskuren machen. Dadurch wird meiner Meinung nach die Haut schlaff. Deshalb nehme ich lieber langsam ab. Am besten finde ich den folgenden Trick: ich spare eine Mahlzeit am Tage ein, indem ich mich durch eine interessante Beschäftigung ablenke, einen Schaufensterbummel mache oder abends nach einem heißen Bad früh schlafen gehe. Das mache ich so lange, bis mir ein Kleidungsstück paßt, das ich mir während meiner ›dicken Tage‹ gekauft habe, eine Nummer zu klein – als Belohnung fürs Abspecken!«

Natürlich halten auch die Ernährungs- und Schönheitsexperten Diättips zur Erhaltung der schlanken Linie parat. So können Sie nach der Diät von GAYELORD HAUSER in sieben Tagen sechs Pfund verlieren. Achten Sie stets auf die Grundelemente dieser Diät.

Gayelord Hausers Diätkur

Johannisbeer-, Grapefruit- und Orangensaft sind genauso empfehlenswert wie der Saft von Karotten, Sauerkraut und Tomaten. Papaya-, Erdbeerblätter- und Pfefferminztee ergänzen die Diät hervorragend. Schwarzer Kaffee und schwarzer Tee nehmen den Hunger zwischendurch. Als Ergänzung empfiehlt sich die berühmte Hauser-Brühe, die auf den ganzen Tag verteilt getrunken werden kann. Sie kräftigt und vertreibt das Hungergefühl. Sie besteht aus einer Tasse gehacktem Sellerie mit Stiel und Blättern, einer Tasse gehackten Karotten, einer halben Tasse gehacktem Spinat, einem Eßlöffel gehackter Petersilie, einem Teelöffel Meersalz, einem Liter Wasser und einer Tasse Tomatensaft.

Diätkuren der Stars

Lassen Sie alles in einem Topf eine halbe Stunde lang leicht kochen. Dann seihen Sie die Brühe ab und süßen sie eventuell mit etwas Honig.

Verboten sind bei dieser Diät Bananen, Kartoffeln, Brot, Butter, Alkohol, Zucker. Der Konsum von Milchmixgetränken ist auf drei Tassen täglich beschränkt. Erlaubt sind Buttermilch, Joghurt, Magermilch, Kräutertee, alle Gemüse und alle Obstsorten mit Ausnahme von Bananen.

Bei der Diät, die MAURICE MESSÉGUÉ empfiehlt, stehen die folgenden Menüs auf dem Speiseplan.

Maurice Meségués Diätplan
Morgens: Kaffee oder Tee ohne Milch und Zucker, dazu Vollkornbrot mit wenig Butter, etwas ohne Zucker eingekochtes Apfelmus.
Mittags: als Vorspeise Gemüsesalat nach Wahl, mit einer Spur Distelöl und Zitronensaft angemacht. Als Hauptgang Fleisch vom Grill und fettlos gedünstetes Gemüse. Zum Dessert eine frische Frucht oder etwas Joghurt oder etwas Magerquark. Auch gekochter oder gegrillter Fisch, Salate, gekochte Eier und gefüllte Gemüse stehen auf dem Speiseplan. Gewürzt wird stets mit Meersalz und vielen frischen Kräutern.
Abends: wie das Mittagessen.
Wichtig ist, daß einmal in der Woche mittags und abends nur eine ungesalzene Gemüsesuppe gegessen wird; das entwässert und entschlackt den Körper.
Im Laufe des Tages wird mindestens ein Liter Kräutertee getrunken. Dazu das Standard-Rezept: je fünf Prisen Heidekrautblüten, Lindenbaumrinde sowie Rosmarin mit einem Liter kochendem Wasser übergießen. Drei Minuten ziehen lassen.

Auch eine gelegentliche Diät mit Äpfeln empfiehlt MAURICE MESSÉGUÉ.

Apfelkur nach Maurice Mességué
Essen Sie zwei Tage lang nur geriebene Äpfel, und setzen Sie dann Ihre normale Ernährung fort – die Wirkung ist ausgezeichnet. Wählen Sie Äpfel aus biologischem Anbau, dann können Sie sie mit der vitaminhaltigen Schale essen.

13
SCHÖNHEIT KOMMT VON INNEN

Ich habe in den vorstehenden Kapiteln dieses Buches viele schöne, berühmte oder sachkundige Frauen zu Wort kommen lassen, die Ihnen ihre Schönheitsrezepte verraten haben. Aus diesen Zeugnissen aus vergangener Zeit wie auch der Gegenwart gehen die Absicht und die Möglichkeit hervor, die alle Frauen haben: das Beste aus sich zu machen!

Vielleicht sollte an dieser Stelle einmal darüber nachgedacht werden, warum eine Frau eigentlich schön sein will und warum sie zu diesem Zweck oft viel Zeit, viel Geld und viel Energie aufwendet. Die Antwort ist einfach: schöne Frauen haben mehr vom Leben. Sie werden nicht nur mehr beachtet, sondern sie fühlen sich auch wesentlich selbstsicherer. Und wenn eine Frau ihrer selbst sicher ist, wird sie auch das Leben ganz anders anpacken. Sie wird erfolgreicher und glücklicher sein – im Beruf wie auch im privaten Umgang mit den Mitmenschen. Es ist ein Bonus, den sie anderen voraus hat.

Nun mögen Sie sagen, daß dies alles ja recht gut und schön sei. Aber was soll eine Frau tun, die diesen Bonus eben nicht hat? Was soll eine Frau tun, die von Natur aus unscheinbar ist oder sich für häßlich hält? Dazu möchte ich Ihnen als Autorin dieses Buches einige ganz persönliche Worte sagen, die die hier gesammelten Rezepte erst im richtigen Licht erscheinen lassen.

Es ist ein hartnäckiges, aber durchaus unzutreffendes Gerücht, daß es überhaupt häßliche Frauen gibt. Jede Frau kann anziehend sein – wenn sie es nur will! Die Natur hat nämlich die Persönlichkeit und das Aussehen eines Menschen nur in geringem Maß festgelegt, sie gibt ihm nur wenige unveränderliche Merkmale mit wie etwa die Größe, die Augenfarbe, die Gesichtsform und so weiter. Wenn zum Beispiel lange, schlanke Beine oder der regelmäßige Gesichtsschnitt einer Frau durchaus als Schönheitsattribute gelten können, so bleibt das Wesentliche doch immer das, was die Frau als Mensch selbst dazutut, um etwas aus sich zu machen.

Um es noch deutlicher zu sagen: ein Mensch ist das, was er sein will. Man muß nur an sich selbst glauben und an die Kraft seiner Gedanken, um sein Selbstbild zu verwirklichen. Eine Frau, die schön sein will, *wird* auch schön sein – wenn sie um ein kleines Geheimnis weiß, das sozusagen den Schlüssel zur Schönheit darstellt. Es ist das Wissen darum, daß sich Seelisches und Körperliches gegenseitig beeinflussen und durchdringen und daß die bewußte Arbeit an dem einen nicht ohne Wirkung auf das andere bleibt. Wer dieses Wissen nutzt, kann fast spielend erreichen, wonach viele Menschen ein Leben lang vergeblich streben.

Wenn es in einem alten Schlager heißt: »Eine Frau wird erst schön durch die Liebe«, dann klingt das zwar trivial, ist aber trotzdem nicht weniger wahr. Eine Frau, die liebt und geliebt wird, ist von einer ganz besonderen Aura umgeben. Wir können dann bisweilen verblüfft erleben, wie aus einem Entlein ein ganz erstaunlicher Schwan wird – nur weil jemand die Vorzüge einer Frau entdeckt und liebengelernt hat, einer Frau, die selbst von Liebe erfüllt ist.

Eine von lebensbejahenden Gefühlen getragene Einstellung wirkt sich also auch nach außen hin positiv aus, indem sie einen Menschen schöner, anziehender, liebenswerter macht. Eine negative Geistes- und Gefühlshaltung dagegen bewirkt das genaue Gegenteil. So kann die Natur einen Menschen mit noch so vielen äußeren Vorzügen bedacht haben, wenn er verbittert oder mißgünstig ist, wird sich dies immer auch in einer abstoßenden, unsympathischen Ausstrahlung niederschlagen.

Schönheit beruht daher zu einem großen Teil auf der Kraft einer positiven Geistes- und Gefühlshaltung. Wenn Sie die Bilder der Frauen betrachten, die in diesem Buch zu Worte kommen, werden Sie selbst feststellen, daß sich nur die wenigsten durch einen klassischen Gesichtsschnitt oder durch eine Idealfigur auszeichnen. Allen gemeinsam aber ist das »gewisse

Schönheit kommt von innen

Etwas«, jenes unwiderstehliche Fluidum einer Frau, die sich ihrer selbst gewiß ist, die sich selbst bejaht.

Wenn Sie zu sich selbst ja sagen, wenn Sie sich selbst, wie Sie sind, uneingeschränkt akzeptieren, dann haben Sie das wichtigste Schönheitsmittel entdeckt, ohne das alle äußeren Kosmetika wertlos sind. Persönlichkeit gewinnen Sie nicht durch Puder und Parfüms, und ein Fluidum läßt sich nicht wie eine Creme auftragen. Diese Eigenschaften müssen von innen her entwickelt werden; dann allerdings können Sie mit den Salben und Wässern, wie sie in diesem Buch beschrieben werden, ihrem Aussehen noch vielfältige Glanzlichter aufsetzen.

Um dorthin zu gelangen, brauchen Sie weiter nichts zu tun, als Ihre positiven Seiten – die inneren wie die äußeren – zu entdecken und auszubilden. Dazu gehört Selbstbeobachtung und Selbsterkenntnis und schließlich auch einige Selbstdisziplin. Das mag sich ein bißchen kompliziert anhören, aber es ist durchaus nicht schwer. Ein einfacher Versuch, den Sie so bald wie möglich einmal selbst machen sollten, wird es Ihnen beweisen.

Wenn Sie sich niedergeschlagen oder traurig fühlen, spiegelt sich dies auch in Ihrer Haltung wider: Ihr Gang ist schleppend, die Schultern hängen herab, die Mundwinkel ziehen sich nach unten. Nicht nur Ihr innerer, auch Ihr äußerer Mensch wirkt »niedergeschlagen«. Wenn Sie jetzt ganz bewußt Ihre äußere Haltung verändern – den Körper aufrichten, sich um einen elastischen Gang bemühen, lächeln –, so werden Sie feststellen, daß Sie dadurch schon sehr bald auch Ihre Niedergeschlagenheit überwinden und zu einer positiveren Einstellung gelangen können. Eine solche Einstellung aber ist, wie wir gesehen haben, die Grundlage jeder wirklichen Schönheit.

Die wechselseitige Beeinflussung von Innen und Außen her ist also gewissermaßen ein Naturgesetz, das Sie in den Dienst Ihrer eigenen Entwicklung stellen können. Hier liegt das Geheimnis, durch das jede Frau, ganz unabhängig von der Ausstattung, die die Natur ihr mitgegeben hat, ihr Aussehen und ihre Wirkung auf andere Menschen selbst bestimmen kann.

Sie wollen schöner sein? Sie wollen anziehend sein? Sie können es – wenn Sie es nur wollen. Je eher Sie damit beginnen, desto eher werden Sie die ersten Erfolge erleben. Und es ist der Erfolg, der erfolgreich macht – eine Weisheit, die auch für die Schönheit gilt. Daß Frauen, die im Rampenlicht stehen, darüber genauso denken, zeigen die folgenden Ansichten und Einsichten.

Mit ihren fünfundsiebzig Jahren und nach den vielen schweren Krankheiten, die sie durchgemacht hat, hat KATHERINE HEPBURN einen unglaublichen Charme. Ihr Rezept gegen das Altern: »Man darf sich nie langweilen. Langeweile ist das Schlimmste, das es gibt. Arbeit hält jung und lebendig – Arbeit, die befriedigt und Spaß macht.«

Ganz ähnlich antwortet MARLENE CHARELL, wenn sie nach dem Rezept für ihr ansprechendes Äußeres gefragt wird: »Ich habe kein Rezept. Arbeit höchstens, Arbeit und noch mehr Arbeit. Ich habe einfach keine Zeit zum Älterwerden.«

Die große alte Dame der Kosmetik, HELENA RUBINSTEIN, pflegte kategorisch zu erklären: »Jede Frau kann schön sein. Es gibt keine häßlichen Frauen, es gibt nur gleichgültige.«

Und GERTRAUD GRUBER, die eine der größten Schönheitsfarmen Deutschlands führt, geht noch weiter: »Gut aussehen ist mit zwanzig Pflicht, mit dreißig eine Frage der Selbstdisziplin, mit vierzig und darüber aber Arbeit, harte Arbeit.«

Diese rigorose Ansicht kann PETRA SCHÜRMANN nicht teilen: »Solange eine Frau gepflegt aussieht, und das kann sie nur, wenn sie sich nicht gehenläßt, kommt es auf ein paar Fältchen mehr oder weniger nicht an. Viel wichtiger ist die Ausstrahlung, und die hat nichts mit einem makellos glatten Gesicht zu tun.«

Und das sagte COCO CHANEL einmal: »Wenn ich in den Spiegel sehe und an meine verlorene Jugend denke, könnte ich wirklich alt werden. Ich habe mir deshalb angewöhnt, nur nach vorne zu blicken und mich über all das zu freuen, was noch kommen wird, anstatt an das zu denken, was längst vergangen ist.«

RUTH MARIA KUBITSCHEK glaubt, daß eine Frau hübsch

wirkt, wenn sie mit sich und ihrer Umwelt in Einklang lebt. »Dazu ist Geduld nötig. Es dauert einige Zeit, bis man den Alltag mit der Gelassenheit betrachten kann, die es einem ermöglicht, über kleine Probleme zu lächeln.«

Das war auch die Meinung, die OLGA TSCHECHOWA zeit ihres Lebens vertrat. »Schönheit ist von Lebenskraft, Lebensfülle, innerer und äußerer Vitalität nicht zu trennen. Und wer schön sein will, muß das Leben, wie es auch sei, bejahen!«

14
Praktische Hinweise

Die Herstellung von Cremes und Lotionen, von Badezusätzen, Körperölen und Schönheitswässern aller Art ist, wie Sie aus den vorangegangenen Kapiteln ersehen konnten, gar nicht schwer. Wir müssen heute nicht mehr – wie noch unsere Großmütter – mühsam die festen Grundstoffe im Mörser zerreiben; wir benötigen auch keine aufwendigen Geräte oder Laboreinrichtungen. Ein oder zwei Töpfe, zwei hohe Plastikbecher (Mixtöpfe), ein Mixgerät und einige Löffel – das ist schon alles, was wir an Ausstattung brauchen.

Wer Spaß an der Sache findet und seine Kosmetika regelmäßig selbst herstellen möchte, tut gut daran, sich einen billigen Mixer nur für diesen Zweck anzuschaffen. Im übrigen reicht es aus, die Geräte und Gefäße vor und nach dem Gebrauch mit Spülmittel und kochendem Wasser zu säubern. Sehr praktisch zum Pulverisieren von Nüssen, Mandeln, getrockneten Wurzeln und so weiter ist eine elektrische Kaffeemühle, die dann allerdings nicht mehr zum Kaffeemahlen verwendet werden kann.

Wichtig ist, daß alle Cremes mit dem Mixer immer bis zum vollständigen Abkühlen gerührt werden, sie werden sonst hart. Sollte dies doch einmal passieren, so schmelzen Sie die feste Masse im Wasserbad, und rühren Sie sie dann nochmals bis zum Erkalten.

Viele Kräuteröle und -wässer müssen einige Zeit in luftdicht verschlossenen Gefäßen ziehen. Dafür eignen sich Einmachgläser sehr gut. Zum Abfiltern von Kräutern, die in Wasser oder in Alkohol durchziehen müssen, können Sie Kaffeefilterpapier benutzen. Für Ölmischungen nehmen Sie besser ein Mulltuch, damit Sie die Kräuter anschließend gut auspressen können; Filterpapier würde dabei leicht zerreißen.

Pflanzenöle, Kräuterwässer und ähnliche Flüssigkeiten sind lichtempfindlich. Deshalb bewahren Sie sie am besten in dunklen Flaschen, den sogenannten Apothekerflaschen, auf. Wer häufig selbst Kosmetika herstellt, wird bald einen kleinen Vorrat dieser Flaschen besitzen, denn fast alle Flüssigkeiten, die zu diesem Zweck in der Apotheke eingekauft werden, sind in solche dunklen Flaschen abgefüllt. Als Cremetiegel eignen sich alle leeren Cremedosen, die vorher selbstverständlich sorgfältig gereinigt werden müssen. Alle selbstgemachten Kosmetika bewahren Sie am besten im Kühlschrank auf.

In vielen Rezepten heißt es, daß Wachse und Fette »im Wasserbad« geschmolzen oder Flüssigkeiten »im Wasserbad« erwärmt werden sollen. Das bedeutet, daß zunächst in einem Topf Wasser erhitzt werden muß. In das heiße Wasser stellen Sie dann das Gefäß mit den Fetten oder Ölen; am besten nehmen Sie dafür einen hohen Plastikmixbecher, in den kein Wasser spritzen kann.

Die Mengen und Gewichte der Rezepte sind, da sie ja aus den unterschiedlichsten Quellen stammen, nicht einheitlich. In manchen Rezepten wird mit Teelöffeln, Eßlöffeln oder Tassen abgemessen, in anderen wird mit Litern oder Millilitern gearbeitet, andere Zutaten wieder werden nach Gramm abgewogen. Millilitermengen lassen sich sehr gut in Babyflaschen abmessen; für das Abwiegen nach Gramm lohnt sich, falls Sie nicht eine sehr genaue Küchenwaage besitzen, die Anschaffung einer billigen Briefwaage. Alte Maße (wie Unze, Lot, Gran oder Quentchen) wurden in den beigefügten Fußnoten in Gramm umgesetzt.

In vielen Baderezepten ist von einem »Badesäckchen« die Rede, in das zum Beispiel die Kräuterzusätze gegeben werden. Sie können sich solche Säckchen aus Mull oder anderen durchlässigen Stoffen selbst nähen; Sie können statt dessen aber auch alte Perlonstrümpfe nehmen.

Die in den von mir dargebotenen Rezepten verwendeten Grundstoffe sind – bis auf wenige Ausnahmen – Naturprodukte, das heißt, sie sind nicht unbegrenzt haltbar. Öle, Wachse, Blütenwässer und so weiter sollten deshalb möglichst

Praktische Hinweise

kühl und dunkel gelagert werden (zum Beispiel im Keller). Es empfiehlt sich nicht, Rohstoffe in größeren Mengen anzuschaffen, auch wenn eine größere Menge meistens preisgünstiger einzukaufen wäre. Besser ist es, nur die jeweils benötigten Mengen beziehungsweise die kleinstmöglichen handelsüblichen Packungen einzukaufen.

Im Anschluß folgt nun eine alphabetisch geordnete Liste der Grundstoffe für die Rezepte, die in diesem Buch erörtert wurden. Sie mag Ihnen beim Einkauf der von Ihnen benötigten Grundstoffe und Zutaten von Nutzen sein.

ALPHABETISCHES VERZEICHNIS DER GRUNDSTOFFE

Oft haben die Apotheken nicht alle Grundstoffe, die Sie benötigen, vorrätig, können sie aber in den meisten Fällen binnen eines Tages beschaffen. Erkundigen Sie sich vorher nach dem Preis und der Mindestabgabemenge!

Alkohol (zum Beispiel siebzig- oder neunzigprozentiger) wird häufig zur Lösung von Ölen gebraucht. Er wirkt leicht desinfizierend. Reiner Alkohol (auch Feinsprit, Weingeist oder Äthylalkohol genannt) ist in der Apotheke erhältlich. Dieser Alkohol ist nicht ganz billig; dennoch ist davon abzuraten, den billigen vergällten Alkohol oder den übelriechenden Isopropylalkohol für kosmetische Zwecke zu verwenden.

Alaun wirkt desinfizierend und erfrischend. Sie bekommen es in Pulverform in der Apotheke.

Anis wird gerne für Mundwässer verwendet. Anis gibt es in Lebensmittelgeschäften und in der Apotheke.

Apfelbaumrinde ist in der Apotheke nicht erhältlich. Sie müssen sich die Rinde selbst beschaffen – aus dem eigenen Garten oder von befreundeten Apfelbaumbesitzern.

Apfelblütenöl (synthetisch) gibt es in manchen Indiengeschäften. Wegen seines zarten Duftes verwendet man es gern zur Parfümierung von Badezusätzen oder Körperpflegemitteln.

Apfelsinenschalenöl entwickelt – zum Beispiel als Badezusatz – einen herrlichen Duft. Man erhält es in der Apotheke. Der Preis variiert je nach Herkunftsland: das teuerste Öl kommt aus Italien, das billigste aus Kalifornien.

Arnika ist eine Heilpflanze, die auch in der Kosmetik Verwendung findet. Getrocknete Arnikablüten bekommt man in der Apotheke. *Arnikatinktur* ist der alkoholische Auszug der Pflanze und ebenfalls in der Apotheke erhältlich.

Avocados gibt es in Lebensmittelgeschäften. *Avocadoöl*, eines der pflegendsten Öle überhaupt, ist in der Apotheke erhältlich.

Bananen werden wegen ihrer hautglättenden Eigenschaften gerne zur Schönheitspflege verwendet. Zu diesem Zweck immer sehr reife Bananen verwenden!

Beifuß können Sie selbst sammeln (dabei auf Verunreinigungen durch Spritz- und Düngemittel achten!) oder in getrockneter Form in der Apotheke kaufen.

Benzoe, ein tropisches Harz, das sowohl seines Duftes als auch seiner pflegenden Eigenschaften wegen seit Jahrtausenden seinen festen Platz in der Kosmetikherstellung hat, gibt es in Tropfenform oder pulverisiert in der Apotheke; *Benzoetinktur* ist der alkoholische Auszug daraus. Sie wirkt leicht konservierend und ist ebenfalls in der Apotheke erhältlich.

Bergamottöl, ein Öl, das durch Auspressen der Fruchtschale gewonnen wird, bekommen Sie in der Apotheke. Die Bergamotte ist eine Pomeranzenart.

Bibernelle (oder Pimpinelle) wächst in vielen Kräutergärten. In der Apotheke gibt es nur die getrockneten Wurzeln zu kaufen.

Bienenhonig wird in der Naturkosmetik oft und gern verwendet. Er macht die Haut zart und glatt und wirkt auch heilend. Bienenhonig nie in kochend heißen, sondern immer nur in warmen Flüssigkeiten auflösen. So verteilt er sich richtig, und seine wertvollen Inhaltsstoffe bleiben erhalten.

Bienenwachs ist ein wichtiger Bestandteil für die Herstellung von Cremes. Es gibt ungebleichtes (gelbes) und gebleichtes (weißes) Bienenwachs; beide Wachssorten sind in der Apotheke erhältlich. Für kosmetische Zwecke wird gebleichtes Wachs bevorzugt, das dieselben wertvollen Eigenschaften hat wie das gelbe und den Cremes eine schöne weiße Farbe verleiht.

Bier, das helle, ist ein sehr wirksames Pflegemittel für Haut und Haar.

Bierhefe gibt es in der Apotheke und im Reformhaus zu kaufen.

Alphabetisches Verzeichnis der Grundstoffe

Birkenblätter können Sie selbst sammeln oder in getrockneter Form in der Apotheke kaufen. *Birkensaft* gibt es im Reformhaus.

Bleicherde erhalten Sie unter der Bezeichnung »Bolus alba« in der Apotheke.

Bohnen (weiße) eignen sich, pulverisiert oder gekocht, sehr gut für die Herstellung von Schönheitsmasken und -packungen.

Borax wird gerne als Zusatz zum Waschwasser verwendet, weil es hartes und kalkhaltiges Wasser weich und hautfreundlich macht. Man verwendet Borax auch zur Herstellung von Cremes und Lotionen, da er emulgierend und auch leicht konservierend wirkt. Borax gibt es in Apotheken und Drogerien.

Borretsch (oder Gurkenkraut) können Sie im eigenen Garten anbauen. Für kosmetische Zwecke werden Blüten und Blätter verwendet.

Brennesselblätter können Sie selbst sammeln (achten Sie dabei auf Verunreinigungen durch Spritz- und Düngemittel!) oder in getrockneter Form in der Apotheke kaufen. Das gleiche gilt für *Brennesselwurzeln*.

Buttermilch ist – wie die meisten Milchprodukte – ein hervorragendes Körperpflegemittel, das zum Beispiel für Gesichtswaschungen oder als Badezusatz verwendet wird.

Calendulaöl siehe Ringelblumenöl.

Cetylalkohol ist der Hauptbestandteil des Walrats. Da wegen der Gefährdung der Walbestände kein Walrat mehr nach Europa eingeführt wird, verwendet man heute künstlichen Cetylalkohol zum Emulgieren von Cremes. Cetylalkohol gibt es in der Apotheke.

Chinarinde ist in Apotheken erhältlich.

Destilliertes Wasser ist gereinigtes Wasser. Sie bekommen es in der Apotheke.

Distelöl läßt sich gut für die Herstellung von Cremes und anderen Pflegemitteln verwenden. Sie erhalten es im Reformhaus.

Eberraute gibt es als getrocknetes Kraut in der Apotheke.

Efeublätter werden häufig in Rezepten zur Behandlung von Zellulitis verwendet. Sie können dafür den gewöhnlichen Gartenefeu nehmen oder auch die getrockneten Blätter in der Apotheke kaufen.

Eibischwurzeln erhalten Sie in der Apotheke.

Enzian steht unter Naturschutz, darf also nicht selbst gesammelt werden. Blüten und Wurzeln können Sie in getrockneter Form in der Apotheke kaufen.

Erbsenmehl eignet sich sehr gut für Schönheitsmasken. Sie können es selbst herstellen, indem Sie grüne Trockenerbsen in der elektrischen Kaffeemühle pulverisieren.

Erdbeeren sind wegen ihrer pflegenden Eigenschaften ein beliebtes Schönheitsmittel, zum Beispiel als Bestandteil von Gesichtspackungen oder Lotionen. Sie wirken überdies leicht bleichend. Vorsicht ist bei Allergien geboten!

Erdnußöl läßt sich gut zur Herstellung von Körperölen verwenden. Sie können es aber auch unvermischt zur Körperpflege benutzen. Erdnußöl gibt es im Reformhaus.

Essig siehe Obstessig und Weinessig.

Eukalyptusblätter haben eine hautreinigende Wirkung, weshalb sie gerne für Badezusätze und Dampfbäder verwendet werden. Sie bekommen sie in der Apotheke. *Eukalyptustinktur,* den alkoholischen Auszug der Blätter, gibt es ebenfalls in der Apotheke.

Farnwurzeln sind in der Apotheke erhältlich.

Gelatine dient als Proteinspender und wird vor allem in der »inneren Schönheitspflege« eingesetzt. Sie läßt sich aber auch gut für die Herstellung verschiedener Kosmetika verwenden. Übrigens ist der als »Collagen« bekannte Bestandteil vieler Cremes im Grunde nichts anderes als Gelatine.

Gerste gibt es als ungemahlenes Korn im Reformhaus, ebenso *Gerstenmehl.*

Gewürznelken wurden früher gern zum Aromatisieren von Cremes und Lotionen verwendet.

Glyzerin wirkt austrocknend auf die Haut, weshalb es nur in kleinen Mengen verwendet werden sollte. Glyzerin gibt es als Flüssigkeit in der Apotheke.

Gurken sind ein vielseitiges, schon von alters her bekanntes und beliebtes Schönheitsmittel.

Hafermehl wirkt hautreinigend, zum Beispiel als Badezusatz oder als Schälkur. Verwenden Sie möglichst biologisches, also naturbelassenes Vollkornmehl aus dem Reformhaus oder aus dem Bioladen.

Hamameliswasser wirkt heilend und tonisierend. Es wird deshalb gerne für kosmetische Lotionen benutzt, Sie können es aber auch unvermischt als Gesichtswasser nehmen. Hamameliswasser gibt es in der Apotheke.

Hauswurz ist eine beliebte Steinbeetpflanze. Der frische Saft wirkt, äußerlich angewendet, gegen Falten.

Heckenrosen können Sie selbst sammeln. Dabei auf Verschmutzungen durch Straßenstaub und ähnliches achten!

Hefe, die man gewöhnlich zum Backen verwendet, ist ein preiswertes und wirksames Schönheitsmittel, das sich besonders zur Pflege unreiner Haut eignet. Frische Hefe gibt es beim Bäcker oder in den Kühlabteilungen der Lebensmittelgeschäfte.

Heilerde führen Apotheken und Drogerien.

Hibiskusblüten gibt es in der Apotheke. Fertig in Teebeuteln abgepackt, erhalten Sie sie auch im Reformhaus und in Lebensmittelgeschäften.

Himbeeren lassen sich, beispielsweise in Form von Saft oder als Gesichtspackung, gut für die Schönheitspflege nutzen.

Huflattich ist eine auch für die Schönheitspflege gerne verwendete Heilpflanze. Sie können Huflattich selbst sammeln (dabei auf Verschmutzungen durch Spritz- oder Düngemittel achten!) oder die getrockneten Blüten und Blätter in der Apotheke kaufen.

Irisblüten siehe Lilienblüten. *Iriswurzeln* siehe Lilienwurzeln.

Jasminblüten sind in getrockneter Form in der Apotheke erhältlich. Sie sind allerdings recht teuer. Wer keinen Jasmin im Garten hat und trotzdem auf den zarten Duft, etwa in einem Badezusatz, nicht verzichten möchte, kann synthetisches *Jasminöl* verwenden, das es in vielen Indiengeschäften preiswert zu kaufen gibt.

Joghurt eignet sich sehr gut für die Schönheitspflege, vor allem für Gesichtsmasken und -packungen. Zu diesem Zweck nur naturreinen Joghurt verwenden!

Johanniskraut gibt es in getrockneter Form in der Apotheke. Dort ist auch *Johanniskrautöl* erhältlich.

Kakaobutter ist ein wichtiger Bestandteil hochwertiger Cremes. Sie können sie in der Apotheke kaufen.

Kalmus hat, zum Beispiel als Badezusatz, eine erfrischende und regenerierende Wirkung auf die Haut. Die getrockneten Wurzeln gibt es in der Apotheke.

Kamille ist eines der beliebtesten Heilkräuter und findet auch in der Kosmetik vielseitige Verwendung. Sie bekommen Kamille in getrockneter Form in der Apotheke, ebenso den alkoholischen Auszug, die *Kamillentinktur*.

Kampfer wirkt durchblutungsfördernd und desinfizierend. Apotheken führen ihn in Körnerform.

Kartoffeln sind ein beliebtes Schönheitsmittel der Naturkosmetik. Sie können roh oder gekocht verwendet werden.

Kassiablüten (oder Zimtblüten) gibt es in der Apotheke, und zwar in den Handelsformen: ganz, zerkleinert und pulverisiert.

Kastanien siehe Roßkastanien.

Katzenpfötchen gibt es in getrockneter Form in der Apotheke.

Kieselerde ist, innerlich oder äußerlich angewendet, ein gutes Mittel zur Straffung der Haut. Kieselerde gibt es in der Apotheke.

Klatschmohn können Sie selbst sammeln (dabei auf Verunreinigungen durch Spritz- und Düngemittel achten!) oder die getrockneten Blüten in der Apotheke kaufen.

Klettenblätter finden in der Naturkosmetik vielseitige Verwendung. Sie können sie selbst sammeln (dabei auf Verschmutzungen durch Spritz- und Düngemittel achten!) oder sie getrocknet in der Apotheke kaufen. *Klettenwurzeln* können Sie ebenfalls selbst ausgraben, sie sind jedoch auch in der Apotheke erhältlich.

Knochenmark aus Rinderknochen wird von alters her gern zur Kräftigung der Haare verwendet.

Alphabetisches Verzeichnis der Grundstoffe 163

Königskerzenblüten gibt es in der Apotheke.
Kokosöl ist in der Apotheke und im Reformhaus erhältlich.
Koriander ist ein Küchengewürz, das mitunter zur Aromatisierung von Schönheitswässern angewandt wird.
Kresse können Sie selbst im Garten oder im Topf ziehen. Es gibt sie aber auch in Kästchen oder Töpfchen im Lebensmittelgeschäft zu kaufen. *Kressesaft* führen Reformhäuser.
Lanolin wird wegen seiner pflegenden Eigenschaften sehr gerne für die Herstellung von Cremes benutzt. Sie bekommen es in der Apotheke, ebenso das wasserfreie *Lanolinanhydrid*.
Lavendel ist wegen seines Duftes und wegen seiner pflegenden Eigenschaften eines der beliebtesten Schönheitskräuter. Lavendelblüten sind in getrockneter Form in der Apotheke erhältlich. Übrigens ist der Duft von getrocknetem Lavendel sehr viel intensiver als der der frischen Pflanze. Auch *Lavendelöl* und *Lavendeltinktur* bekommen Sie in der Apotheke.
Lebertran können Sie in der Apotheke kaufen. Für kosmetische Zwecke nur flüssigen Lebertran ohne zugesetzte Aromastoffe verwenden!
Leinsamen gibt es in der Apotheke und im Reformhaus.
Lilienblüten werden von alters her für die Herstellung von Schönheitsmitteln verwendet. In der Apotheke sind sie nur selten erhältlich. Sie müssen also auf Blüten aus dem eigenen Garten zurückgreifen. Sie sollten in Ihrem Garten unbedingt auf chemische Spritzmittel verzichten, wenn Sie Pflanzen für kosmetische Zwecke verwenden wollen.
Lilienwurzeln (auch Iris- oder Veilchenwurzeln) sind wegen ihrer pflegenden Wirkung ein geschätzter Bestandteil vieler Schönheitsmittel. Sie erhalten die Wurzeln ganz oder pulverisiert in der Apotheke.
Lindenblütentinktur müssen Sie selbst ansetzen: zehn Gramm Lindenblüten (in der Apotheke erhältlich) werden mit einhundert Gramm neunzigprozentigem Alkohol übergossen. Eine Woche lang lassen Sie die Flüssigkeit luftdicht verschlossen ziehen, dann seihen Sie sie durch Kaffeefilterpapier ab.

Lindenkohle entsteht bei der Verbrennung von Lindenholz. Dieses ist in der Apotheke erhältlich.

Lorbeerblätter, das beliebte Küchengewürz, werden in der Kosmetik gerne zum Aromatisieren von Duftmischungen verwendet.

Magermilchpulver gibt es im Reformhaus.

Malven erhalten Sie in getrockneter Form in der Apotheke. Fertig in Teebeutel verpackt, gibt es sie auch in Lebensmittelgeschäften.

Mandeln werden wegen ihres Gehalts an pflegenden Ölen gerne in der Kosmetik verwendet. Man nimmt zu diesem Zweck meistens süße Mandeln.

Mandelöl ist ein pflegendes, glättendes Öl, das sich sowohl unvermischt als auch in Zusammensetzungen sehr gut zur Hautpflege eignet. Es wird immer *süßes Mandelöl* benutzt, das in der Apotheke erhältlich ist.

Mastix ist ein Harz, das Sie in Tropfenform in der Apotheke kaufen können.

Mayonnaise, wie sie in der Küche verwendet wird, ist ein sehr pflegendes, hautglättendes Schönheitsmittel.

Mehl siehe Hafermehl, Gerstenmehl und Weizenmehl.

Melisse siehe Zitronenmelisse. *Melissentinktur* ist der alkoholische Auszug der Zitronenmelisse. Sie erhalten die Tinktur in der Apotheke.

Menthol wirkt antiseptisch und wird deshalb gerne für Mundwässer verwendet. Sparsam damit umgehen! Menthol gibt es als kristallines Pulver in der Apotheke.

Milch ist ein wirksames Mittel zur Hautpflege, zum Beispiel für Gesichtswaschungen und als Badezusatz. Vollmilch und Magermilch sind zu diesem Zweck beide gleichermaßen gut geeignet.

Milchzucker gibt es im Reformhaus und in der Apotheke.

Mineralwasser für die innere und äußere Kosmetik sollte weder Kohlensäure noch Geschmacksstoffe enthalten.

Minze siehe Pfefferminze.

Molke gibt es in den Milchabteilungen vieler Lebensmittelgeschäfte und im Reformhaus.

Muskatnuß wurde in alten Rezepten gerne zum Aromatisieren von Cremes und Lotionen verwendet.
Myrrhe ist ein tropisches Harz, das früher viel in der Kosmetikherstellung verwendet wurde. Es wirkt konservierend und leicht desinfizierend. Sie erhalten Myrrhe in Stücken oder pulverisiert in der Apotheke.
Natron, auch als doppeltkohlensaures Natrium oder Natriumbikarbonat bezeichnet, wirkt neutralisierend und leicht entfettend. Natron findet unter anderem auch als Backpulver Verwendung, das heißt, Sie können für das in den Rezepten angegebene Natron Backpulver nehmen.
Neroliöl ist Orangenblütenöl. Sie erhalten es in der Apotheke und können für die Rezepte natürliches, aber auch das sehr viel billigere synthetische Neroliöl verwenden. Beide Öle duften sehr angenehm.
Obstessig wirkt erfrischend und desinfizierend. Ihn gibt es in Lebensmittelgeschäften und im Reformhaus.
Olivenöl gibt es in der Apotheke. Salatöl ist für kosmetische Zwecke nicht geeignet!
Orangen eignen sich ausgezeichnet für die Hautpflege. Ihr Saft wirkt erfrischend und leicht antiseptisch.
Orangenblüten gibt es in getrockneter Form in der Apotheke.
Orangenblütenwasser ist dort ebenfalls erhältlich. Wegen seines zarten Duftes und wegen seiner pflegenden Eigenschaften wird es gerne in Kosmetika eingearbeitet. Sie können es jedoch auch unvermischt als Gesichtswasser benutzen.
Panamarinde gibt es in der Apotheke.
Papayafrüchte werden manchmal in unseren Lebensmittelgeschäften angeboten. Sie wirken reinigend und hautklärend.
Patschuliöl, das wegen seines angenehmen Duftes gerne für Kosmetika verwendet wird, gibt es in der Apotheke.
Petroleum ist in der Drogerie erhältlich.
Pfefferminze ist mit ihrem frischen Duft und ihren pflegenden Inhaltsstoffen, die besonders reinigend und klärend wirken, eine beliebte Schönheitspflanze. Sie ist sehr bedürfnislos und läßt sich leicht im Garten anbauen. Getrocknete Pfeffer-

minze gibt es in Teeläden, Lebensmittelgeschäften und in der Apotheke. *Pfefferminzöl* wirkt erfrischend und desinfizierend. Sie bekommen es in der Apotheke.

Pfirsiche werden wegen ihrer pflegenden Eigenschaften gerne für Masken und Packungen verwendet. Nehmen Sie möglichst reife Früchte.

Pfirsichblütenöl (synthetisch) gibt es in manchen Indiengeschäften. Es hat einen besonders angenehmen zarten Duft und wird gerne zur Parfümierung von Badezusätzen und Körperpflegemitteln verwendet.

Pflanzenöl siehe Weizenkeimöl, Mandelöl, Olivenöl.

Pomeranzenschalenöl entwickelt, etwa als Badezusatz, einen herrlichen Apfelsinenduft. Sie erhalten es in der Apotheke.

Quark ist ein vielseitig verwendbares Schönheitsmittel, aus dem vor allem pflegende Gesichtspackungen hergestellt werden können.

Rhabarber können Sie im eigenen Garten ziehen oder im Lebensmittelgeschäft kaufen – allerdings nur im Frühjahr und im Sommer; jedoch können Sie auch getrocknete Rhabarberwurzeln in der Apotheke kaufen.

Ringelblumen sind wegen ihrer pflegenden Eigenschaften sehr beliebt in der Kosmetik. Sie können Ringelblumen im Garten anpflanzen oder die getrockneten Blüten in der Apotheke kaufen. Dort gibt es auch den alkoholischen Auszug, die *Ringelblumentinktur,* sowie das *Ringelblumenöl.*

Rizinusöl wird gerne zur Haarpflege verwendet. Sie bekommen es in der Apotheke.

Rosenblüten sind in der Kosmetik vielseitig verwendbar, zum Beispiel für Lotionen und Badezusätze. Wenn Sie Rosen aus dem eigenen Garten benutzen, sollten Sie unbedingt darauf achten, daß sie nicht gespritzt sind. Getrocknete Rosenblüten gibt es in der Apotheke.

Rosenöl ist eines der kostbarsten ätherischen Öle. Da es sehr teuer ist, empfiehlt es sich, das sehr viel billigere – ebenfalls in der Apotheke erhältliche – synthetische Rosenöl zu verwenden.

Rosenwasser hat einen zarten, erfrischenden Rosenduft. Sie

Alphabetisches Verzeichnis der Grundstoffe 167

können es als Gesichtswasser verwenden oder zur Herstellung hochwertiger Cremes und Lotionen benutzen. Rosenwasser gibt es in der Apotheke.

Rosmarin ist wegen seines Duftes und wegen seiner heilsamen Eigenschaften eines der beliebtesten Schönheitskräuter. Es empfiehlt sich, Rosmarin in der Apotheke zu kaufen; er ist dort sehr viel preiswerter als die kleinen Gewürzpackungen, die die Lebensmittelgeschäfte führen. *Rosmarinöl* erhalten Sie ebenfalls in der Apotheke.

Roßkastanien sind in den meisten Gegenden recht selten. Sie können sie aber fertig geschält in der Apotheke kaufen.

Safran wurde in der Antike gerne Körperpflegemitteln zugesetzt. Er ist sehr teuer.

Sahne ist ein hervorragendes Schönheitsmittel. In den Rezepten wird meistens süße Sahne (Schlagsahne) verwendet, aber auch saure Sahne ist ein wirksames Kosmetikum.

Salbei ist ein Kraut, das vielseitig in der Kosmetik eingesetzt wird. Sie können Salbei leicht im eigenen Garten ziehen. Er ist aber auch in der Apotheke erhältlich, wo er preiswerter ist als in den Lebensmittelgeschäften.

Salz ist ein besonders preiswertes Schönheitsmittel. Sie können es als regenerierenden Badezusatz und auch als Schälkur nehmen. Billiges, grobes Küchensalz eignet sich am besten für diesen Zweck.

Sandelholz wird wegen seines angenehmen Geruchs gerne für Duftwässer verwendet und wird in Apotheken verkauft.

Sassafrasrinde gibt es in der Apotheke. Sassafras ist ein beliebter Bestandteil von Kräutertees gegen Verdauungsträgheit.

Sauerteig können Sie bei manchen Bäckern kaufen, aber auch selbst mit Hilfe eines Fermentpulvers aus dem Reformhaus ansetzen.

Schachtelhalm siehe Zinnkraut.

Schafgarbenblüten können Sie selbst sammeln (dabei auf Verschmutzungen durch Spritz- und Düngemittel achten!). Es gibt sie auch in getrockneter Form in der Apotheke.

Schlämmkreide wird mitunter für Zahnpulver verwendet. Sie bekommen sie im Malerfachgeschäft.

Schmalz war früher ein beliebter Salbenbestandteil. Für diesen Zweck sollten Sie unbedingt ungesalzenes Schmalz verwenden. Es empfiehlt sich deshalb, das Schmalz selber aus Flomenfett auszulassen.

Schöllkraut gibt es in der Apotheke.

Schwarzer Tee ist ein beliebtes und preiswertes Schönheitsmittel. Sie können losen Tee verwenden oder – was zum Beispiel bei Augenkompressen praktischer ist – Teebeutel nehmen.

Seesand-Mandelkleie ist eine Mischung aus feinem Seesand und Mandelkleie (pulverisierte Preßrückstände aus der Mandelölgewinnung). Sie erhalten Seesand-Mandelkleie in Apotheken und Drogerien.

Sesamöl ist ein pflegendes Pflanzenöl, das in vielen Kosmetika, etwa in Sonnenölen, Verwendung findet. Sesamöl bekommen Sie in der Apotheke.

Sonnenblumenöl läßt sich gut für die Herstellung pflegender Cremes und anderer Kosmetika verwenden. Sie können es im Reformhaus kaufen.

Spitzwegerich wird wegen seiner hautklärenden Eigenschaften in der Kosmetik sehr geschätzt. Sie können die Blätter selbst sammeln (dabei auf Verschmutzungen durch Spritz- oder Düngemittel achten!) oder sie in getrockneter Form in der Apotheke kaufen.

Stearinsäure wird bei der Herstellung mancher Hand- und Körpercremes benutzt. Sie bekommen sie in der Apotheke.

Styrax (oder Storax) ist ein Harz, das früher in Arzneien und Pflegemitteln verwendet wurde. Apotheken führen Styrax als flüssigen Balsam.

Tausendgüldenkraut ist eine Heilpflanze, die auch in der Kosmetik Anwendung findet. Sie bekommen die getrockneten Pflanzen in der Apotheke.

Tausendschönchen (oder Gänseblümchen) finden Sie im eigenen Garten oder auf den Wiesen; Sie können sie jedoch auch in getrockneter Form in der Apotheke kaufen.

Thymian wird wegen seiner desinfizierenden Wirkung häufig in der Schönheitspflege verwendet, zum Beispiel in Pflegemitteln für die unreine Haut. Sie können Thymian im Garten anbauen oder ihn getrocknet in der Apotheke kaufen, wo er preiswerter ist als im Lebensmittelgeschäft.

Tween 80 ist ein hautfreundlicher Emulgator, der zur Herstellung vieler Cremes, Lotionen und so weiter benutzt wird. Tween 80 gibt es in der Apotheke.

Vanille wird zur Aromatisierung von Duftwässern verwendet; die Vanilleschoten gibt es im Lebensmittelgeschäft. *Vanilletinktur* ist der alkoholische Auszug der Vanille; sie ist in der Apotheke erhältlich.

Vaseline ist ein mineralisches Fett, das nicht in die Haut eindringt. In der Naturkosmetik wird sie deshalb nur sehr begrenzt verwendet. Sie bekommen Vaseline in der Apotheke.

Veilchenblüten wurden früher gerne Duftwässern zugesetzt. Sie können Gartenveilchen verwenden oder die getrockneten Blüten in der Apotheke kaufen.

Wacholderbeeren sind ein beliebtes Küchengewürz. Sie werden mitunter gegen Mundgeruch empfohlen.

Walnußblätter gibt es in der Apotheke. Dort erhalten Sie auch *Walnußschalen*, die Sie jedoch auch in der Weihnachtszeit beim Nüsseknacken sammeln können.

Walrat ist ein Stoff, der aus der Schädelhöhle des Pottwals gewonnen wird. Bis vor kurzem war er ein wichtiger Bestandteil für die Herstellung von Cremes. Wegen der Gefährdung der Walbestände wird Walrat in Europa jedoch nicht mehr eingeführt; statt dessen wird künstlicher Walrat verwendet. Dieser ist als Pulver in der Apotheke erhältlich.

Weihrauch, ein tropisches Harz, war vor allem in der Antike ein wichtiger Bestandteil vieler Schönheitsmittel. Sie erhalten Weihrauch in Körnerform in der Apotheke.

Wein erfrischt und belebt die Haut und eignet sich besonders gut zur Pflege fettiger, unreiner Haut.

Weinessig wirkt als äußerlich angewandtes Schönheitsmittel erfrischend und desinfizierend.

Weißdornblüten können Sie selbst sammeln oder in der Apotheke kaufen.

Weizenkeime gibt es im Reformhaus. *Weizenkeimöl* ist ein besonders hochwertiges Pflanzenöl, das sich gut zur Herstellung von Pflegemitteln eignet. Sie können es aber auch unvermischt zur Körper- und Gesichtspflege verwenden. Weizenkeimöl gibt es im Reformhaus und in der Apotheke.

Weizenmehl wirkt bei äußerer Anwendung reinigend und glättend auf die Haut, zum Beispiel als Badezusatz oder als Schälkur. Verwenden Sie möglichst Vollkornmehl aus biologisch angebautem Weizen, den Sie im Bioladen oder im Reformhaus bekommen.

Zimt wird gerne zur Aromatisierung von Duftwässern oder zur Einfärbung von Kosmetika, etwa von Badesalz, benutzt.

Zinnkraut können Sie selbst sammeln (dabei auf Verunreinigungen durch Spritz- oder Düngemittel achten!) oder in der Apotheke kaufen.

Zitronen sind besonders bei fettiger, schlecht durchbluteter Haut ein sehr wirksames Pflegemittel. *Zitronenschalen*, die für kosmetische Zwecke verwendet werden, sollten immer unbehandelt sein.

Zitronenmelisse läßt sich gut im Garten anbauen. Es gibt sie aber auch getrocknet in der Apotheke zu kaufen.

Zitronenöl wird wegen seines erfrischenden Duftes gerne zur Parfümierung von Kosmetika verwendet. Sie erhalten es in der Apotheke.

NAMENREGISTER

Die im folgenden in alphabetischer Reihenfolge genannten Personen haben Rezepte und Tips zu dem vorliegenden Buch beigesteuert:

ANOUK AIMÉE (* 1932), französische Schauspielerin
HERZOGIN VON ALBA (1762–1802) aus dem Geschlecht der ÁLVAREZ DE TOLEDO
URSULA ANDRESS (* 1936), Schweizer Schauspielerin
PIETRO ARETINO (1492–1556), italienischer Dichter
ASPASIA (ca. 469–ca. 420 v. Chr.), griechische Hetäre und zweite Frau des PERIKLES
BRIGITTE BARDOT (* 1934), französische Schauspielerin und heute engagierte Tierschützerin
BARBARA BEL GEDDES (* 1922), amerikanische Filmschauspielerin (etwa in der Rolle der Miss Ellie in der Fernsehserie *Dallas*)
PAMELA BELLWOOD, amerikanische Schauspielerin (etwa in der Rolle der Fallon Carrington in der Fernsehserie *Denver-Clan*)
MARISA BERENSON (* 1945 oder 1946), amerikanisches Fotomodell
SENTA BERGER (* 1941), österreichische Schauspielerin
INGRID BERGMANN (1915–1984), schwedische Schauspielerin
JANE BIRKIN, englische Schauspielerin
ANNE BOLEYN (1507–1536), Geliebte und später zweite Frau König HEINRICHS VIII.
PAULINE BORGHESE (1780–1825), Schwester NAPOLEONS
LUCREZIA BORGIA (1480–1519), Tochter von Papst ALEXANDER VI.
CHRISTIE BRINKLEY, amerikanisches Fotomodell und Autorin von Kosmetikbüchern

GRACE BUMBRY (* 1937), amerikanische Opernsängerin (Mezzosopran)
CLAUDIA CARDINALE (* 1939), französisch-italienische Filmschauspielerin
LESLIE CARON (* 1931), französische Tänzerin und Schauspielerin
GIACOMO CASANOVA (1725–1798), italienischer Abenteurer und Schriftsteller
COCO CHANEL (1883–1971), französische Modeschöpferin
MARLENE CHARELL, Tänzerin und Schauspielerin
CHRÉTIEN DE TROYES (1150–ca. 1190), altfranzösischer Epiker
ANITA COLBY, Schönheitsberaterin berühmter Hollywoodstars
JOAN COLLINS (* 1936), englische Filmschauspielerin (etwa in der Rolle der Alexis Carrington in der Fernsehserie *Denver-Clan*)
NICHOLAS CULPEPER, englischer Arzt, der im siebzehnten Jahrhundert lebte
DORIS DAY (* 1924), amerikanische Schauspielerin und Sängerin
CATHÉRINE DENEUVE (* 1943), französische Schauspielerin
BO DEREK, amerikanische Filmschauspielerin
MARLENE DIETRICH (* 1901), deutschstämmige Schauspielerin, die seit Anfang der dreißiger Jahre in Hollywood wirkte
DIOSKURIDES (lebte um 50 n. Chr.), Verfasser einer Arzneimittellehre
ISADORA DUNCAN (1878–1927), amerikanische Tänzerin
ELISABETH VON ÖSTERREICH (1837–1898), genannt »Sissy«, Gemahlin des Kaisers FRANZ JOSEF
ELISABETH II. (1533–1603), Königin von England
ELISABETH II. (* 1926), Königin von Großbritannien und Nordirland
HANNELORE ELSNER (* 1926), deutsche Schauspielerin
ESTHER, die schöne jüdische Gemahlin des Perserkönigs XERXES (519–465 v. Chr.)
KRISTINA VAN EYCK, deutsche Schauspielerin
LINDA EVANS, amerikanische Filmschauspielerin (in der Rolle der Krystle Carrington in der Fernsehserie *Denver-Clan*)

STEPHANIE FABER, Autorin zahlreicher Bücher über Naturkosmetik
FARRAH FAWCETT-MAJORS (* 1947), amerikanische Schauspielerin und Fotomodell
VIOLETTA FERRARI, italienische Sängerin
JANE FONDA (* 1937), amerikanische Filmschauspielerin, setzte in den USA Aerobic durch
GALENOS von Pergamon (129–199), griechisch-römischer Arzt
GRETA GARBO (* 1905), schwedische Schauspielerin, ging 1925 nach Hollywood
USCHI GLAS (* 1944), deutsche Schauspielerin
AIDA GREY, amerikanische Schönheits- und Ernährungsberaterin
LINDA GREY, amerikanische Filmschauspielerin (etwa in der Rolle der Sue Ellen Ewing in der Fernsehserie *Dallas*)
GERTRAUD GRUBER, Begründerin der ersten deutschen Schönheitsfarm (1955)
NELL GWYNN, Geliebte des englischen Königs CHARLES II. (1630–1685)
RUDOLF HAENE, deutscher Starfriseur
LADY EMMA HAMILTON (1765–1815), durch ihr Verhältnis mit NELSON berühmt geworden
HATSCHEPSUT (ca. 1490–1470 v. Chr.), ägyptische Königin
GAYELORD HAUSER (* 1895), amerikanischer Ernährungsexperte
MARGAUX HEMINGWAY, Fotomodell, Enkelin ERNEST HEMINGWAYS
AUDREY HEPBURN (* 1929), amerikanische Schauspielerin
KATHERINE HEPBURN (* 1909), amerikanische Schauspielerin
HILDEGARD VON BINGEN (1098–1179), Mystikerin und Äbtissin einer Benediktinerabtei
HIPPOKRATES (460–377 v. Chr.), griechischer Arzt
CLARE MAXWELL HUDSON, international berühmte Schönheitsberaterin
BIANCA JAGGER (PEREZ MORENA DI MACIAS; Nicaraguanerin), war von 1971 bis 1979 mit MICK JAGGER, dem Chef der Gruppe Rolling Stones, verheiratet

KATHARINA JAKOBS, deutsche Schauspielerin
JAMES II. (1633–1701), König von England
CHRISTINE KAUFMANN, deutsche Schauspielerin
MARTHE KELLER, Schweizer Schauspielerin
KLEOPATRA (69–30 v. Chr.), ägyptische Königin
SEBASTIAN KNEIPP (1821–1897), Pfarrer und Begründer der Kneipp-Kuren
RENÉ KOLLO (* 1937), Opernsänger, Wagnertenor
MARIA AURORA VON KÖNIGSMARCK (1662–1728), Gräfin, Geliebte König GEORGS I. von Hannover und König AUGUSTS DES STARKEN von Sachsen
CLEO KRETSCHMER, Filmschauspielerin aus München
RUTH MARIA KUBITSCHEK (* 1931), deutsche Schauspielerin
BURT LANCASTER (* 1913), amerikanischer Filmschauspieler
DR. ERNÖ LASZLO, amerikanischer Dermatologe
Dr. med. EDITH LAUDA, Dermatologin und Verfasserin von Gesundheits- und Kosmetikbüchern
AMANDA LEAR, Gesangsstar
NINON DE LENCLOS (1620–1705), französische Schönheit, die in Paris die Intellektuellen um sich sammelte
GINA LOLLOBRIGIDA (* 1927), italienische Schauspielerin
SOPHIA LOREN (* 1934), italienische Schauspielerin
MARQUISE DE MAINTENON (1635–1719, eigentlich FRANÇOISE D'AUBIGNÉ), Mätresse, später zweite Frau König LUDWIGS XIV. mit großem politischem Einfluß
JEAN-MARC MANIATIS, bekannter französischer Friseur
MARIE ANTOINETTE (1755–1793), Frau des französischen Königs LUDWIG XVI.; sie wurde während der Französischen Revolution zusammen mit ihrem Mann enthauptet
MARCELLO MASTROIANNI (* 1924), italienischer Schauspieler
MARIA VON MEDICI (1573–1642), Gattin König HEINRICHS IV. von Frankreich
MAURICE MESSÉGUÉ (* 1921), französischer Naturheilkundiger
LORA MILLIGAN, Fotomodell
MILVA (* 1939), italienische Sängerin und Schauspielerin
LIZA MINELLI (* 1946), amerikanische Sängerin und Schauspielerin

Namenregister

LOLA MONTEZ (1818–1861, eigentlich MARIA DOLORES GILBERT), Tänzerin, Mätresse LUDWIGS I. von Bayern
JEANNE MOREAU (* 1928), französische Schauspielerin
PRINCIPESSA VON NEROLI (siebzehntes Jahrhundert); vor ihrer Heirat hieß sie ANNA MARIA DE LA TREMOÏLLE
OLIVIA NEWTON-JOHN (* 1948), amerikanische Popsängerin und Filmschauspielerin
ANAÏS NIN (1903–1977), französische Schriftstellerin, lebte seit 1940 in den USA
NOFRETETE (1354 v. Chr. gestorben), ägyptische Königin
OVID (43 v. Chr.–ca. 18 n. Chr.), römischer Dichter
LILLI PALMER (1914–1986), in Deutschland geborene englische Schauspielerin
PRINZESSIN PAOLA VON BELGIEN
GÜNTER PFITZMANN (* 1924), deutscher Schauspieler
ALEXIS LE PIEDMONTOIS (sechzehntes Jahrhundert), Heilkundiger
DIANE DE POITIERS (1499–1566), Geliebte des französischen Königs HEINRICH II.
MADAME POMPADOUR (1721–1764; eigentlich JEANNE ANTOINETTE POISSON), Mätresse König LUDWIGS XV. von Frankreich
POPPÄA SABINA (31–65), zweite Frau NEROS
VICTORIA PRINCIPAL, amerikanische Schauspielerin (etwa in der Rolle der Pam Ewing in der Fernsehserie *Dallas*)
DUNJA RAJTER, jugoslawische Sängerin und Schauspielerin
YVES ROCHER, französischer Kosmetikhersteller
GINGER ROGERS (* 1911), amerikanische Schauspielerin und Tänzerin
SYDNE ROME, amerikanische Filmschauspielerin, machte in Deutschland Aerobic bekannt
HELENA RUBINSTEIN, berühmte Kosmetikherstellerin
MALA RUBINSTEIN, Nichte HELENA RUBINSTEINS
CHRISTIANE RÜCKER, Film- und Fernsehschauspielerin
BARBARA RÜTTING (* 1927), deutsche Schauspielerin
GEORGE SAND (1804–1876; eigentlich LUCIE AURORE DUPIN-DUDEVANT), französische Schriftstellerin

VIDAL SASSOON, englischer Meisterfriseur
FRANCIS SCHOENECKER, amerikanischer Schönheitsberater
PETRA SCHÜRMANN (* 1935), deutsche Fernsehmoderatorin und Journalistin
BROOKE SHIELDS, amerikanisches Fotomodell
JEAN SHRIMPTON, berühmtes Fotomodell der sechziger Jahre
Königin SILVIA VON SCHWEDEN (* 1943), geborene SILVIA RENATE SOMMERLATH
INGRID STEEGER, deutsche Schauspielerin
BARBRA STREISAND (* 1942), amerikanische Schauspielerin und Sängerin
MARIA STUART (1542–1587), Königin von Schottland; wurde von Königin ELIZABETH I. von England gefangengehalten und enthauptet
MADAME TALLIEN (1773–1835), Frau des französischen Revolutionärs JEAN LAMBERT TALLIEN; prägte die Mode des Directoire
HORST TAPPERT (* 1923), deutscher Schauspieler
ELIZABETH TAYLOR (* 1932), amerikanische Schauspielerin
FIONA THYSSEN, Fotomodell der fünfziger Jahre
NADJA TILLER (* 1929), Schauspielerin
OLGA TSCHECHOWA (1897–1980), Schauspielerin und Kosmetikexpertin
DIETLINDE TURBAN, Schauspielerin
BARBARA VALENTIN, Schauspielerin
VIKTORIA (1819–1901), Königin von England
MARINA VLADY, Schauspielerin
RAQUEL WELCH (* 1942), Schauspielerin
WILHELM I. (1797–1888), König von Preußen, später deutscher Kaiser

LITERATURVERZEICHNIS

Anmuth und Schönheit aus den Misterien der Natur und Kunst für ledige und verheirathete Frauenzimmer. Berlin 1797. Reprint Harenberg Kommunikation, Dortmund 1978.
AUREDEN, Lilo: Schön sein – schön bleiben. Bertelsmann Verlag, Gütersloh 1957.
BEYSE, J.: Kosmetikon oder der erfahrene Rathgeber über die Geheimnisse der körperlichen Schönheit. Verlag Hartleben, Wien 1861.
BRINITZER, Carl: Wie machte das Cleopatra? Dem Frauenzimmer zu löblichem Nutzen und Ergötzung. Deutsche Verlags-Anstalt, Stuttgart 1972.
CLARK, Linda: Geheimnisse von Gesundheit und Schönheit. Wie Sie ein neuer Mensch werden. Hermann Bauer Verlag, Freiburg 1973.
DÖBLER, Hannsferdinand: Kultur- und Sittengeschichte der Welt. Bertelsmann-Kunstverlag, München, Gütersloh, Wien 1971.
FABER, Gustav: Ein Tag wie gestern. Vom Alltag in alten Tagen. Fackelträger Verlag, Hannover 1971.
FABER, Stephanie: Das Rezeptbuch der Naturkosmetik. 318 Rezepte zum Selbermachen. Molden Verlag, Wien, München, Zürich 1974.
–: Schönheitsfarm zu Hause. Neue Rezepte und Ratschläge für Schönheit, Ernährung und Gesundheit. Molden Verlag, Wien, München, Zürich 1975.
–: Natürlich schön. 300 neue Rezepte. Kosmetik zum Selbermachen. Molden Verlag, Wien, München, Zürich, Innsbruck 1978.
–: Kräuterkosmetik. 200 Kosmetikrezepte mit Heilkräutern – hausgemacht. Goldmann Verlag, München 1979.
FOERSTER, Rolf Hellmut: Große Kulturepochen in Texten, Bil-

dern und Zeugnissen. Max Hueber Verlag, München 1977.
Große Frauen der Weltgeschichte. 1000 Biographien in Wort und Bild. Löwit Verlag, Wiesbaden 1975.
HAUSER, Gayelord: Bleibe jung – lebe länger. Wie man sich mit richtiger, natürlicher Ernährung sein Leben lang gesund, schlank und leistungsfähig fühlen kann. Scherz Verlag, Bern 1981.
HUDSON, Clare Maxwell: Schönheit aus der Natur. Heyne Verlag, München 1983.
KELLER, Werner: Da aber staunte Herodot. Merkwürdige und gruselige, wunderbare und komische Stories des Vaters der Geschichte. Droemer Knaur Verlag, München, Zürich 1972.
KLOOS, Werner: Spiegel der Schönheit. Kleine Kulturgeschichte der Haar- und Schönheitspflege. Coriolan Verlag, Hamburg 1952.
KREUTER, Marie Luise: Aus dem Blumengarten Gottes. Gaumenfreuden aus der Natur. Ariston Verlag, Genf 1986.
–: Wunderkräfte der Natur. Alraune, Ginseng und andere Wurzelwunder. Ariston Verlag, Genf 1978.
LAUDA, Edith: Das Trainingsbuch für Schönheit und Gesundheit. Ratschläge und Übungen nach der neuen Methode der Ismakogie. Molden Verlag, Wien, München, Zürich 1975.
LUCAS, Richard: Die Magie der Heilkräuter. Heilkraft und Heilwirkung unserer Pflanzen und Kräuter. Hermann Bauer Verlag, Freiburg 1976.
MESSÉGUÉ, Didier: Die Kräuter meines Vaters. Neue Rezepte des berühmten Naturarztes. Molden-Taschenbuchverlag, Wien, München, Zürich 1976.
MESSÉGUÉ, Maurice: Von Menschen und Pflanzen. Leben und Rezepte des berühmten Naturarztes. Molden Verlag, Wien, München, Zürich 1972.
–: Die Natur hat immer recht. Rezepte für Gesundheit und Schönheit durch die geheimen Kräfte der Pflanzen. Molden Verlag, Wien, München, Zürich 1973.
–: Das Mességué-Schönheitskräuter-Lexikon. Molden Verlag, Wien, München, Zürich 1980.

Literaturverzeichnis

Rocher, Yves: 100 Pflanzen – 1000 Möglichkeiten. Andreas Verlag, Salzburg 1982.
Rubinstein, Mala: Schön und charmant mit Mala Rubinstein. Schweizer Verlagshaus, Zürich 1975.
Schellen, Alo: Das große Buch der Schönheit. München 1977.
Schlankheitskuren der Weltberühmten. Sonderheft. Stans 1984.
Silver, Jules: Liebesrezepte aus der Geheimküche Amors. Um Liebe zu wecken, zu erhalten, zu töten. Ariston Verlag, Genf 1975.
Stadtlaender, Chris: Natürlich schön durch Bio-Kosmetik. Econ Verlag, Düsseldorf 1984.
Tisserand, Robert B.: Aroma-Therapie. Hermann Bauer Verlag, Freiburg 1980.
Toilettenkünste oder gründliche Anweisung zur Pflege und Verschönerung der verschiedenen Körperteile gesammelt und unter Ausschluß jeglicher Haftung mitgeteilt von Joachim Wachtel. Mosaik Verlag, München 1976.
Trommsdorff, J. Barthold Ritter von: Kallopistria oder die Kunst der Toilette für die elegante Welt. Erfurt 1805. Reprint Leipzig 1981.
Tschechowa, Olga: Von Kopf bis Fuß. Leipzig o. J.
Tschechowa, Olga, und Evers, Günter René: Frau ohne Alter. Schönheits- und Modebrevier. Mandruck, München 1955.
Uccusic, Paul: Doktor Biene. Bienenprodukte – ihre Heilkraft und Anwendung. Ariston Verlag, Genf 1982.
–: Naturheiler. Probleme und Erfolge am Rande der Schulmedizin. Ariston Verlag, Genf 1978.
Werner, Paul: Das Leben in Griechenland in alter Zeit. Herbig Verlag, München, Berlin 1977.
–: Das Leben in Rom. Herbig Verlag, München, Berlin 1977.

DIE REIHE AKTUELLER SACHBÜCHER
in Balacron mit Goldprägung und cellophaniertem, farbigen Schutzumschlag

WAS HEISST SCHON FRIGID!
INTIMTATSACHEN, DIE AUCH JEDER MANN KENNEN SOLLTE
Von Gerti Senger

Dieses auf führende Sexualwissenschaftler abgestützte Buch macht klar, daß die allermeisten Frauen, die von Männern als frigid bezeichnet wurden und sich dann infolge solcher Erfahrungen selbst für frigid halten, keineswegs gefühlskalt oder nicht geschlechtshingabefähig sind. In dieser rückhaltlos offenen »Liebesschule« für Frauen – die auch jeder perfekte Liebhaber kennen sollte – wird aufgezeigt, wie eine orgasmusgestörte Frau durch die Erforschung ihres Körpers und eigenverantwortliche Selbsthilfemaßnahmen zu sexueller Erfüllung findet. Ein Kapitel ist dem nach E. Gräfenberg benannten G-Punkt (G-Spot) gewidmet – der »Lustquelle sondergleichen«. Die Einführung von Dr. K. Stifter und das Schlußwort von Prof. Dr. E. Bornemann machen die Qualität dieses Buches deutlich. 212 Seiten, Best.-Nr. 1267.

GUTE MÄNNER SIND SO!
ES WURDE NOCH NICHTS BESSERES ERFUNDEN
Von Gerti Senger

Der Mann soll selbstsicher, dynamisch, erfolgreich, als Liebhaber ein Draufgänger, aber zugleich liebevoll, überaus zärtlich und möglichst fehlerlos sein – das ist, sagt die Autorin, ein bißchen zuviel verlangt. Männern wird dieses mit einem Schuß Humor geschriebene Sachbuch praktischer Lebenshilfe, das auf den Erkenntnissen neuester Sexualwissenschaft und angewandter Psychologie beruht, helfen, die Wünsche und Sehnsüchte der Frauen zu verstehen und sie richtig zu behandeln. Frauen werden die Männer besser begreifen lernen und sie lieben wollen – lieben mehr denn je, wie sie sind. 204 Seiten, Best.-Nr. 1283.

DIE HOHE SCHULE DER TRAUMDEUTUNG
MÄNNERTRÄUME, FRAUENTRÄUME – UND WAS SIE BEDEUTEN
Von Peter Walden

Dieses unter der Mitarbeit von Traumforschern, Psychologen und Ärzten zustande gekommene Werk über unser Traumleben fördert erstaunliche Tatsachen und Möglichkeiten zutage, die jedermann kennen und verwerten sollte. Sie erfahren, wie ein Traum erinnert und kreativ genutzt werden kann. Mehr noch: Mit Hilfe einfacher Techniken kann man seine Träume auch steuern, das heißt lustvoll Erwünschtes provozieren oder Alptraumbelastungen abstellen. Im dritten Teil des Buches finden Sie Anleitungen, wie Sie Ihre Träume individuell deuten können. Das im Schlußteil enthaltene Lexikon gängiger Traumsymbole dient der Gegenüberstellung und Überprüfung der persönlich gefundenen Deutung. 264 Seiten, 26 Abb., Kst., Best.-Nr. 1259.

ARISTON VERLAG · GENF
CH-1211 GENF 6 · POSTFACH 176 · TEL. 022/86 18 10 · TELEX 27983